Dr Joseph MIQUEL
DE L'UNIVERSITÉ DE PARIS

LES PERFORMATIONS GRAVES DE L'UTÉRUS

AU COURS DU CURETTAGE & DE L'HYSTÉROMÉTRIE

PARIS
Jules ROUSSET
36, Rue Serpente
—
1902

Dr Joseph MIQUEL
DE L'UNIVERSITÉ DE PARIS

LES PERFORATIONS GRAVES DE L'UTÉRUS

AU COURS DU CURETTAGE & DE L'HYSTÉROMÉTRIE

PARIS
Jules ROUSSET
36, Rue Serpente

1902

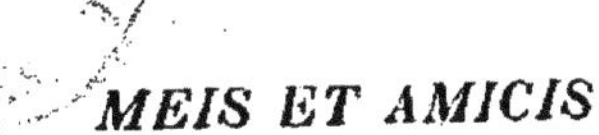

MEIS ET AMICIS

A MON PRÉSIDENT DE THÈSE

MONSIEUR LE PROFESSEUR LE DENTU

Chirurgien des Hôpitaux,
Membre de l'Académie de Médecine,
Officier de la Légion d'honneur.

INTRODUCTION

Au cours du curettage, comme au cours de l'hystérométrie, un accident peut survenir : c'est la perforation utérine. Toujours ennuyeuse pour le chirurgien qui l'a produite, la perforation utérine a été exploitée par les sérieux adversaires que compta et compte aujourd'hui encore le curettage, et l'hystérométrie. Mais, il faut l'avouer, cet accident est rare; dans la statistique des curettages qu'il a dû pratiquer, Terrier n'a jamais vu survenir cet accident. Tout aussi éloquente se montre la statistique de Doléris, où réunissant 597 cas de curettage, dus à Petit, à Nitot, à Mangin, il ne trouve pas un cas de mort ni d'aggravation sérieuse (1). Mais si les cas de perforation sont rares, les cas publiés le sont plus encore. Quelques auteurs seuls ont le véritable courage d'avouer ce malheureux incident, aussi est-on obligé de reconnaître que le nombre des cas publiés ne répond évidemment qu'à une faible proportion des utérus perforés. Il faut

(1) *Annales de Tocologie*, 1895.

savoir gré à tout opérateur qui publie loyalement l'observation d'une perforation utérine, et sans trop incriminer les chirurgiens timides qui cachent leurs mécomptes, craignant les attaques et les déboires, nous devons reconnaître ici qu'ils nous privent de documents intéressants.

L'étude que nous entreprenons envisage surtout les cas graves de perforation utérine, produite par l'hystéromètre et par le curettage. Nous ferons de chacune des complications les plus fréquentes un chapitre spécial. Chapitre VI. Perforation avec passage du liquide de l'injection dans le péritoine. — Chapitre VII. Perforation utérine avec procidence, étranglement et parfois lésion de l'intestin. — Chapitre VIII. Péritonites généralisées ou localisées qui peuvent accompagner la perforation. Mais comme l'étiologie de ces cas graves est par beaucoup de points la même que celle de toute autre perforation, nous ferons une étiologie générale de cet accident (chapitre II). Il en sera de même pour la pathogénie et l'anatomie pathologique dont nous nous occuperons dans le chapitre III. Discutant les suites de la perforation, nous reconnaîtrons la perforation bénigne par des exemples choisis et indiscutables, nous en montrerons l'existence réelle (chapitre V). Nous envisagerons aussi, à propos du diagnostic, ces pseudo-perforations utérines, qui n'ont de commun avec la perforation vraie que cette disparition subite de la curette qui paraît s'engloutir dans la cavité abdominale ou qui donnent lieu à une hémorrhagie interne, qui en impose au chirurgien le plus expérimenté (chapitre IV). Enfin, dans notre dernier chapitre (chapitre IX) nous discuterons le traitement des complications graves de la perforation utérine et nous montrerons qu'il doit varier avec chaque cas.

Néanmoins avant d'entrer franchement dans notre sujet, qu'il nous soit permis de remercier tous les maitres qni nous ont prodigué leur enseignement et à la faculté et dans les hôpitaux. Que M. le professeur Fournier, dont pendant un semestre nous avons suivi le service spécial de Saint-Louis, reçoive ici nos plus respectueux remerciements.

A la clinique Tarnier, chez M. le professeur Budin, nous avons reçu pendant le semestre d'été de 1901 le rigoureux et scientifique enseignement de ce maitre ; qu'il nous permette de le remercier profondément.

M. Mauclaire a bien voulu nous indiquer le sujet de notre thèse : il nous a guidé, repris souvent, voulant bien s'intéresser d'une façon sérieuse à notre modeste travail ; qu'il reçoive ici nos remerciements les plus sincères.

M. le professeur Le Dentu nous a fait le très grand honneur d'accepter la présidence de notre thèse, qu'il nous permettre de lui en exprimer ici toute notre gratitude.

Dans notre dernier Chapitre (chapitre IX) nous décrivons le traitement des complications de la perforation utérine et nous montrerons qu'il doit varier avec chaque cas.

Néanmoins, avant d'entrer franchement dans notre sujet, qu'il nous soit permis de remercier tous les maîtres qui nous ont prodigué leur enseignement à la Faculté et dans les hôpitaux. Que M. le professeur Fournier, dont pendant un semestre nous avons suivi le service spécial de Saint-Louis, reçoive ici nos plus respectueux remerciements.

CHAPITRE PREMIER

Historique.

Quelques années après avoir inventé la curette qui porte son nom, Récamier, dans une communication faite à l'Académie de médecine, signala pour la première fois la possibilité de perforer l'utérus, au cours des manœuvres pratiquées sur cet organe dans un but thérapeutique. Deux fois, dès 1849, cet accident lui était arrivé (1), et les deux fois la péritonite généralisée avait suivi de près la perforation. Il nous a été impossible de retrouver les deux cas de Récamier, et nous ne pouvons affirmer que ces malades aient succombé à leur péritonite.

Mathews Duncan (2), en 1856, publie trois cas, dans lesquels, ayant introduit l'hystéromètre, il le vit s'enfoncer à une grande profondeur. Il en conclut que l'hystéromètre a cathétérisé la trompe. Si l'on en croit Lawson Tait, déjà semblable aventure était arrivée à Simpson.

En 1858, Huguier (3), dans son remarquable *Traité de*

(1) *Bulletin de l'Académie de médecine*, 1849.
(2) M. Duncan, *Edinbourg Med. journal*, juin 1856.
(3) Huguier, *Traité de l'hystérométrie*, Paris, 1863.

l'hystérométrie reconnait la possibilité de la perforation utérine. En dépit des innombrables cathétérismes pratiqués depuis l'invention de son instrument (1843), il dit n'avoir qu'une fois rencontré un utérus qui fût assez ramolli, pour être sans effort traversé par l'extrémité de lasonde.

Hildebrandt (1) reprend la théorie de M. Duncan, et, au cours d'une hystérométrie ayant pénétré au loin dans la cavité péritonéale, soutient qu'il y est arrivé en suivant l'une des deux trompes, et cette hypothèse fut jugée possible par Bischoff en 1871 (2).

Dans un cas de tumeur ovarienne cet auteur avait à plusieurs reprises pratiqué le cathétérisme de l'utérus, son instrument avait pénétré jusqu'à une distance de dix-sept centimètres. La malade fut opérée quelques jours plus tard et succomba à l'opération.

A l'autopsie on put alors constater un utérus long de neuf centimètres, sans lésion apparente, mais nettement placé en latéroversion droite. Comme la trompe gauche était très élargie la sonde pouvait s'y engager facilement.

De 1870 à 1872 Hœning (3), Rab Buckhardt et Lehmus (4), Louis Mayer, Martin, Demarquay, rapportent plusieurs cas de perforations utérines non suivies de complication.

(1) Hildebrandt, *Monatsschrift fur geburt.*. T. xxxi, p. 447.

(2) Bischoff. Uber trindungen der Uterus sonde in eine Tube. *Blatt für schweitzer Ærzte*. 1872.

(3) Hœning, *Berl. Klin. Wochenschrift*, 1870, n° 16.

(4) Rab Buckhardt et Lehmus. Perf. de l'utérus par la sonde. *Beitrage zur gynekol.*, 1872.

Enfin de 1871 à 1875 Lawson Tait (1) publie dans la *Lancet* une série de cas où il a vu le cathéter utérin s'enfoncer à plusieurs reprises profondément dans l'abdomen, alors que le palper combiné au toucher vaginal, permettait d'affirmer que l'utérus n'était guère plus volumineux que normalement.

Chacune de ses observations est suivie de commentaires judicieux, qui l'amènent à conclure à l'existence de perforations chroniques, à des fistules métro-péritonéales.

Tel se posait le problème quand Dupuy (2), dans sa thèse, étudie les perforations dues surtout à l'hystéromètre. Il rejette le cathétérisme des trompes, et il établit, non sans quelque restriction, l'innocuité relative de ces perforations. Il ne dément pas les complications, et croit que celles-ci se produisent le plus souvent quand les manœuvres intra-utérines ont été pratiquées dans la période qui suit l'accouchement.

Depuis 1873 il n'a paru en France aucun travail d'ensemble sur la question. On rencontre, en consultant les publications spéciales, quelques observations de perforations utérines ou de cathétérisme des trompes. La *Gazette Hebdomadaire des sciences médicales* de Bordeaux (5 juin 1872), rapporte deux cas où la curette a traversé les parois de la matrice. En 1887 Gönner (3),

(1) Lawson Tait, Deux cas de fistule métro-péritonéale, 1872-75. *Traitement clinique des maladies des femmes*, traduit par A Bétrin, 1891.

(2) Dupuy, De la perforation de l'utérus par l'hystéromètre, *Th.*, Paris, 1874.

(3) Gœnner, *Archiv. fur Gynekologie*, 1887, p. 119.

à propos de deux faits sans doute analogues, avait repris la théorie de M. Duncau et prétendait avoir cathétérisé la trompe. La même année, Doléris (1) émettait l'opinion, que dans certains cas les parois utérines peuvent être paralysées et se laisser refouler par l'hystéromètre et la curette. Pozzi attaquant vivement cette théorie croit dans son *Traité de gynécologie*, devoir conclure à la perforation bénigne, à « l'innocuité » de ce qu'on pourrait appeler la ponction aseptique du péritoine.

En 1892, Colle (2), à l'occasion d'un cas de perforation observé dans le service du professeur Folet, examine les faits antérieurs et conclut à la bénignité fréquente de cet accident. Il envisage néanmoins les complications possibles, et citant *in extenso* le cas de Lannelongue, il montre toute la gravité de l'injection intra-péritonéale. Il considère aussi comme complications graves, les larges plaies utérines produites dans le curettage de l'utérus post partum. Lenoir (3) est encore plus optimiste que Colle, et Rebreyend (4), dans sa volumineuse thèse, fort documentée, réunit le plus possible de cas publiés; il en cite cinquante et de leur examen conclut à la bénignité fréquente de la perforation de l'utérus.

Et pourtant pour beaucoup d'auteurs, la perforation de

(1) Doléris, *Nouvelles archives d'obstétrique et de gynécologie*. Endométrite et traitement, 1887.

(2) Colle, Perf. traumatique de l'ut. en gynéc., *Th*. Lille, juil. 1892.

(3) Lenoir, Perf. ut. dans les op. pratiquées par la voie vaginale. *Th*. Paris, 1er juil. 1898.

(4) Rebreyend, Les plaies perforantes de l'utérus. *Th*. Paris, mars 1901.

l'utérus n'est pas dépourvue de complications. C'est Courty (1), qui dit : « Si les perforations n'ont pas toujours été suivies d'accidents graves, il faut songer qu'il existe des différences considérables d'une femme à l'autre, eu égard à la susceptibilité de l'utérus et au retentissement de ces traumatismes. » Gallard (2) se montre terrifié des suites possibles des perforations, et plus près de nous, Pierre Delbet cite un cas de Tuttle (3), où la mort survint par péritonite septique.

Polaillon (4) cite deux cas de mort par péritonite suraiguë qu'il a eu à déplorer.

Nous en rapporterons nous-même deux cas nouveaux et dans un d'entre eux la rapidité et la gravité des accidents ont désarmé le chirurgien. Ce sont ces formes graves que nous étudierons surtout, en montrant si faire se peut le mécanisme et l'étiologie, et tâchant d'en esquisser le traitement.

Cette idée de complication sérieuse de la perforation de l'utérus au cours du curettage et de l'hystérométrie, a été souvent soutenue par les adversaires du curettage. C'est même, peut-on dire, leur principal argument. Et sans aller aussi loin que ces auteurs nous serons bien obligé d'avouer que c'est surtout la peur des complications possibles, qui a fait naître toutes ces nouvelles

(1) Courty, *Mal. de l'utérus*, p. 735.

(2) Gallard. *Leçons cliniques sur les maladies des femmes.*

(3) Tuttle, S. gynécologique de New-York, p. 312. *Centralblatt für gynek.*, 1881, p. 841.

(4) Polaillon, *Trait. des maladies des femmes.* Paris, 1900. Obs. 100 et 101.

méthodes de traitement de l'endométrite que quelques auteurs préfèrent au curettage. De là est né le traitement de l'endométrite chronique par les caustiques tant liquides que solides, traitement sévèrement critiqué et rejeté par Pozzi qui voit en lui des méthodes absolument aveugles. De là aussi ce traitement plutôt palliatif que causal, par le seul drainage de la cavité utérine. De là, enfin le traitement par l'irrigation de la cavité utérine par la sonde.

CHAPITRE II

Etiologie

Classification des Causes

I. *Causes utérines.* — 1° En rapport avec la puerpéralité. Menstruation. Utérus post partum avec ou sans placenta. Abcès utérin, gangrène partielle et rapide de la paroi.

2° Perforation en dehors de la puerpéralité, causes rares. Electrolyse Infarctus utérin. Abcès tuberculeux. *Causes plus communes.* Métrites chroniques. Mauvaises positions de l'utérus et adhérences péritonéales. Cancer utérin. Fibromes. Polypes. Môle hydatiforme. Résistance normale des parois de l'utérus non pathologique. Lieux de moindre résistance de l'utérus normal.

II. *Instruments.* — Hystéromètre, ses qualités, danger des curettes peu émoussées. Curettes pour corne utérine, curette à irrigation continue.

III. *Technique opératoire.* — Abaissement de l'utérus chloroformisation. Dilatation préalable. Soins antiseptiques rigoureux.

L'étiologie des perforations graves est celle de toutes les perforations utérines, aussi pour classer le plus méthodiquement possible les causes envisagerons-nous d'abord celles dues à l'utérus lui-même, nous examinerons ensuite celles qui relèvent des instruments, et nous montrerons enfin, les dangers relevant de l'opérateur lui-même et de la technique opératoire qu'il emploie.

Les causes utérines sont les plus nombreuses, elles peuvent même être subdivisées, toute une catégorie de causes sont en rapport avec la puerpéralité, nous les étudierons d'abord ; viendront ensuite les causes utérines ou para-utérines qui ne dépendent pas de l'état puerpéral.

Causes utérines.

1° *Perforations en rapport avec la puerpéralité.* — *La période menstruelle* amenant une hyperhémie et un ramollissement relatif de tout l'organe, est une condition mauvaise pour pratiquer toute intervention, même le simple cathétérisme. On fera bien, dit Rebreyend, s'il n'y a pas nécessité absolue, de s'en abstenir complètement, pendant toute la durée des règles.

L'utérus post partum, aminci, friable et mou, a été justement signalé comme exposant à des perforations faciles. Et même en France cette condition a été considérée par la plupart des accoucheurs comme une nette contre-indication du curettage. Alors, en effet, si la délivrance a été incomplète, il y a une facilité excessive de perforation, surtout dans les points où doit s'attarder la curette, et où restent encore implantés, sur une surface plus amincie que le reste de l'organe, les débris placentaires. Le cri utérin, qui est pour l'opérateur un avertissement certain qu'il se trouve sur la couche musculaire, et qu'il a sacrifié toute la masse villeuse et granuleuse contre laquelle il dirigeait tous ses efforts, fait défaut.

Le curettage devient alors un moyen dangereux, une méthode presque aveugle et s'il est pratiqué, il doit l'être avec d'infinies précautions. C'est dans ces cas surtout, que les accoucheurs ont recommandé des moyens plus prudents. Le curage digital de Pinard, l'écouvillonnage de Budin pratiqués dès le début peuvent calmer et juguler l'infection en nettoyant bien l'utérus.

Et le danger de perforer l'utérus persiste encore dans ces cas où, même après une délivrance complète, une cause infectieuse vient envahir l'utérus, retarder son involution, lui conservant pendant un temps plus ou moins long, sa mollesse et sa riche vascularisation. Et même dans les cas où l'infection est tout à fait subaiguë, quand on a affaire à ces infections lentes que l'on traite comme de véritables métrites, le curettage peut produire des accidents regrettables. Quand plusieurs semaines, un mois après un accouchement, on est appelé auprès d'une femme qu'épuisent de continuelles hémorrhagies, si l'on traite alors cet utérus par le curettage énergique, avec des instruments de petit calibre, on a les plus grandes chances en cherchant partout à obtenir le cri utérin, de passer au travers de la paroi utérine.

Pourtant en y regardant de près, on est parfois averti de cette friabilité extrême. L'état du col est important à signaler. On voit alors les pinces qui saisissent le col pour l'abaisser, le déchirer même si on n'a eu soin de faire une prise large. Enfin en explorant l'utérus par le toucher vaginal et le palper abdominal combinés, on sent l'utérus gros, remontant au-dessus de la symphyse, ou dans son voisinage. Le toucher vaginal fait sentir un col gros plus ou moins mollasse, souvent béant.

Mais ce sont là des lésions communes dues à l'état puerpéral, elles ont été signalées de longue date. Les unes diffuses, nécrotiques, s'observent dans les infections suraiguës (1). Tous les auteurs s'accordent à les reconnaître. Les autres limitées et rapidement suppuratives, sont diversement interprétées : ce sont les abcès utérins.

Les abcès utérins dans l'infection puerpérale aiguë, voire même dans les affections moins graves ont été signalés il y a longtemps déjà. Leur présence, intéressante à connaître, crée un point de vue qui n'est pas négligeable pour les manœuvres d'exploration.

Martineau (2), Siredey (3), Letulle (4), ont tour à tour étudié ces lésions.

Letulle a montré que souvent l'utérus est le siège de lymphangite suppurée. Si l'on coupe le parenchyme utérin d'une femme morte d'infection puerpérale, le couteau ouvre dans toute son épaisseur, un grand nombre de petites cavités purulentes. Ces abcès, le plus souvent

(1) SIREDEY, *Traité des maladies puerpérales*, p. 137.
(2) MARTINEAU, *Tr. des affections de l'utérus*, 1879, p. 112.
(3) SIREDEY, *Mal. puerpérales*, 1881, p. 153.
(4) LETULLE, *Ann. pathologiques*, p. 214.

miliaires, peuvent acquérir un volume notable. En 1895, à la Société obstétricale et gynécologique de Paris, on a rapporté des observations d'abcès utérins suffisamment développés pour produire une perforation utérine spontanée. Schwab en présente un exemple très net et Porack signale un second fait, observé dans son service de Lariboisière. Enfin Pichevin (1) signale un cas d'abcès utérin rompu au cours d'un curettage qui simula à s'y méprendre, la perforation d'un pyosalpinx. Il est facile de comprendre les résultats que peuvent produire de tels abcès. Leur poche vidée par le choc de la curette, deviendra dans la suite une cavité anfractueuse où ira se loger l'instrument. La curette, l'hystéromètre, rencontreront facilement cette ouverture, et par elle iront s'attaquer à une paroi utérine déjà amoindrie et la feront facilement céder.

Et pour en terminer avec les complications puerpérales, signalons enfin ces cas rares observés par quelques auteurs où l'*infection a pu produire une gangrène rapide localisée.* Le chirurgien qui opérera dans un tel utérus, rencontrera inévitablement au cours du curettage ou de l'hystérométrie, cette portion sphacélée, qu'il détachera avec la moindre pression, créant ainsi une perforation utérine.

2° *Perforation en dehors de la puerpéralité.* — De ces cas nous désirons rapprocher, tant le mécanisme est semblable, le cas de Segond, qui nous paraît intéressant. *L'électrolyse avec électrode intra-utérine* dirigée

(1) Pichevin et Petit. *Gynécologie*, 1896, p. 133.

contre les fibromes et en particulier contre leurs hémorrhagies, peut n'être pas toujours une méthode complètement innocente. Dans un cas, elle paraît avoir été la cause unique, au moins la cause prédisposante d'une perforation. Cette observation rapportée par M. Segond dans son cours, dès 1893, est relatée *in extenso* dans la *thèse* de Lenoir (obs. XVI). Elle a pour objet une malade inutilement traitée par l'électrolyse, On ne dit pas combien de séances elle avait subies. L'utérus fut perforé au cours du curettage, et cela d'une façon si facile, que le moment précis de la perforation ne put être précisé. L'hystérectomie fut pratiquée aussitôt, on trouva sur le fond de l'utérus une cavité séparée du péritoine par une couche extrêmement mince de tissu utérin. En ce point l'utérus était perforé. M. Segond attribue cette perte de substance au détachement d'une escarre consécutive à l'application électrolytique. La cause évidente de la perforation, était ce lieu de moindre résistance, produit par la thérapeutique antérieure. Enfin dans le cours de certaines infections aiguës on a signalé des sphacèles ou des *infarctus nettement limités* de l'utérus et pouvant causer, au cours d'une intervention une perforation utérine. Scanzoni (1) attire l'attention sur ce fait que par suite de la présence d'un infarctus, les parois de la matrice ne sont pas toujours si épaisses, qu'il ne devienne possible de sentir le bec de la sonde à travers la paroi utérine amincie et les parois abdominales.

Et de ces faits doit être rapproché le cas bien plus rare

(1) Scanzoni, *Beitrage zur Geburst*. Berlin. 1851. p. 183.

de Guzzo (1) où le seul ramollissement d'un abcès caséeux d'origine tuberculeuse, causa une perforation de l'utérus. On comprend, sans y insister, combien dans de pareils cas serait facile la ponction et l'évacuation de l'abcès, et avec quelle facilité curette ou hystéromètre passeraient ensuite dans la cavité péritonéale.

La métrite chronique, en dehors de l'état puerpéral, diminue à un degré moindre sans doute, mais pourtant fortement appréciable, la résistance du tissu utérin. Ces lésions ont été signalées depuis longtemps déjà par les auteurs. Dans la thèse de Rebreyend on trouve un exemple bien démonstratif, de cette fragilité particulière qu'explique suffisamment l'examen histologique du tissu de l'utérus perforé. Dans ce cas de Pozzi (2) on y trouve tout au long cités les résultats de l'examen fait par le docteur Latteux. Il s'agit d'un utérus perforé par l'hystéromètre au cours d'un cathétérisme préliminaire à une hystérectomie vaginale. Le tissu utérin est jaunâtre, ramolli, et sur une coupe faite au niveau de la perforation on trouve :

1° Le tissu utérin qui présente des éléments dans lesquels les noyaux ont subi une sorte de régression et se colorent fort mal.

2° Un tissu conjonctif interstitiel abondant et formant entre les faisceaux musculaires, des masses plus ou moins étendues, au milieu desquelles apparaissent d'abondantes

(1) Guzzo. Rupture de l'utérus hors d'état puerpéral par ramollissement de la matière tuberculeuse. *Arch. générales de médecine*, Paris, 1848.

(2) Th. de Rebreyend. Obs. 55, page 131.

cellules embryonnaires diffuses ou groupées en ilots.

Mentionnons enfin les vaisseaux autour desquels les phénomènes de sclérose se trouvent plus particulièrement accentués.

Nous avons fait, ajoute Latteux, des coupes dans plusieurs régions de l'organe et nous avons rencontré partout les mêmes lésions. Et, commentant ce cas, Rebreyend continue : atrophie musculaire ; prolifération du tissu conjonctif interstitiel avec affaiblissement de la paroi comme conséquence, telle est la formule résumée de ces lésions. Et ces conclusions sont celles de Guérard de Dusseldorf (1).

A côté de ces métrites franches, nous placerons volontiers une autre cause qui dépend à la fois et de l'utérus et de l'opérateur : ce sont les *mauvaises positions de l'utérus*. Un utérus antéfléchi, rétrofléchi ou latérofléchi modifie le *modus faciendi* du cathétérisme de l'utérus. L'opérateur devra connaître l'exacte position de l'utérus sur lequel il intervient et modifier son cathétérisme suivant les positions que lui auront indiquées le toucher vaginal et le palper abdominal. Ainsi il n'ira pas buter contre la face antérieure dans la rétroversion, la face postérieure dans l'antéversion, la partie latérale dans les latéroversions.

Il n'ira pas créer une de ces plaies perforantes, dont l'anatomie pathologique est presque spéciale et permet parfois le diagnostic rétrospectif.

(1) GUÉRARD de Dusseldorf. De la déchirure instrumentale de l'utérus. Congrès des naturalistes de Hambourg. *Centralblatt fur gynek*. 12 octobre 1901, n° 41.

Il faudra se rappeler d'autre part, qu'au niveau de la coudure, existent des lésions histologiques réelles, absolument comparables à celle de la métrite chronique.

Il sera nécessaire de se souvenir en outre, que le plus souvent l'utérus mal placé est une matrice malade et que surtout dans le cas de rétroflexion, le canal génital est profondément vicié et que de plus, le fond utérin devient un véritable réceptacle où stagne souvent un liquide, septique ou non, qui par son contact prolongé ramollit le fond utérin et en fait une zone dangereuse.

Enfin comme cause para-utérine nous signalerons aussi les adhérences péritonéales fréquentes qui immobilisent plus ou moins absolument l'utérus. Elles peuvent sinon occasionner, tout au moins rendre plus possible une perforation, facilement explicable par la résistance quelquefois sérieuse, qu'offre l'utérus immobilisé, soit en empêchant la matrice de basculer comme le désirerait l'opérateur qui tente de réduire une flexion, soit en empêchant l'utérus de fuir en masse devant une pression mal calculée, que l'immobilité absolue transmet intégrale à la paroi, circonstance qui amène la perforation.

Aujourd'hui où le curettage du cancer utérin inopérable parait accepté de beaucoup de chirurgiens, il ne faut pas passer sous silence *la friabilité particulière du tissu épithéliomateux*. Récamier, l'inventeur de la curette et du curettage, aurait eu lui-même des accidents, 3 sur 100 au dire de *Hegard et Kaltenbach* (1). Lenoir dans sa thèse cite un cas dû à Demarquay. Et si dans le cancer de

(1) Hegard et Kaltenbach. *Tr. de Gynéc. opératoire*, trad. Bar.

l'utérus au début, quelques auteurs ont voulu faire du curettage un moyen de diagnostic, il importe de dire que ce curage du début, fait quand les symptômes cliniques manquent encore, et lorsque l'opérateur désirant connaître la nature exacte de l'affection devant laquelle il se trouve, désire faire une opération véritablement salutaire pour l'opérée en faisant d'après les données de l'examen histologique (1) un traitement causal, il faut reconnaître que ce curettage le plus souvent partiel est bénin puisqu'il s'adresse à un utérus peu transformé. Il en est tout autrement du curettage purement palliatif, qui s'adresse à ces épithéliomas fongueux, végétants et mous dont l'étendue contre-indique l'opération. C'est du reste une notion aujourd'hui bien admise et tout chirurgien pratiquant ce mode de traitement y apporte la plus grande douceur.

A côté du cancer, il faut citer aussi comme cause de ramollissement du tissu utérin, les fibromes, qui semblent devoir se confondre, au point de vue étiologique que nous envisageons, avec les lésions métritiques qu'ils déterminent. Les *polypes* paraissent avoir la même action. Il faut mentionner aussi comme cause d'affaiblissement de la paroi, la *môle hydatiforme*, sarcome décidual de Virchow. Quand la paroi utérine est envahie par la tumeur, le curettage ou l'hystérectomie s'imposent; si l'on se décide pour le curettage, il faut y apporter la plus grande prudence,

(1) Curettage utérin pour Diagnostic Histologique. Paris, 1901.
Boureau. Du curage dans l'end. du corps de l'utérus. *Th.* Paris, 1888.

Enfin, pour en terminer avec les causes véritablement utérines, il est intéressant de savoir, en l'absence de lésions appréciables de la paroi, quelle résistance un utérus normal oppose à la perforation. Liebman de Trieste (1) a fait une série de 100 expériences, et sur les 100 utérus autopsiés, 23 fois la perforation fut facile, dans 42 cas, elle fut aisée, il y eut 11 cas où il fallut un léger effort et 24 cas, parmi lesquels 11 utérus hypertrophiés et 13 normaux, où la perforation exigea une certaine violence. Ces nuances, portant presque toutes sur un effort faible, montrent combien est facile la perforation. On est loin de l'avis de Huguier (2), qui disait : « Sur près d'un millier d'utérus qui me sont passés par les mains, je n'en ai rencontré qu'un seul qui fût assez ramolli pour qu'il pût être traversé sans effort par l'extrémité de la sonde. »

Du reste, dans l'utérus normal, certaines parties sont anatomiquement plus amincies et partant plus dangereuses que d'autres. La musculature du fond et celle du voisinage des trompes ont été signalées par Lenoir comme des lieux de moindre résistance. Il faut y joindre, d'après Rebreyend, la région de l'isthme normalement peu épaisse, et qui de plus, à l'état physiologique, présente un angle appréciable, entre la direction des deux segments utérins, le corps et le col.

(1) Carlo LIEBMAN de Trieste, *Perforation de la paroi utérine avec la sonde*, Berlin, 1879, *in Annales de tocologie et de gynécologie*, 1878.

(2) HUGUIER, *Traité de l'hystérométrie*, 1865.

Instruments

Les instruments sont, eux aussi, une cause fréquente de perforation et un choix judicieux paraît devoir être fait parmi les nombreux modèles que présente l'arsenal chirurgical.

L'*hystéromètre* doit posséder deux qualités absolument indispensables : il doit être souple, ce qui lui permet de s'accommoder à la direction connue ou présumée de la cavité utérine ; la forme mousse et parfaitement arrondie et les dimensions relativement fortes de son extrémité libre s'opposeront d'une façon très efficace à sa pénétration dans le tissu utérin. De cette première proposition, il découle qu'il sera toujours dangereux de remplacer l'hystéromètre par un instrument dépourvu de ces caractères essentiels. Lorsque dans le cas d'un utérus sténosé, il faut remplacer l'hystéromètre trop volumineux par un cathéter de dimension plus réduite, et qu'on emploie le stylet de trousse, la plus grande douceur doit être apportée. En opérant avec le plus grand soin, Cittadini (1) a perforé l'isthme d'un utérus sténosé.

Pour la curette, le choix paraît devoir être plus judicieux encore. Construites sur des modèles différents, mousses ou tranchantes, arrondies ou pointues, pleines ou perforées, elles présentent des dangers très variables.

(1) Cittadini, S. Belge de Gyn. et Obst., 27 nov. 1892, in thèse Rebreyend, obs. 56, p. 136.

Le choix est commandé par l'intervention que l'on désire faire, mais la qualité qui doit dominer toutes les autres paraît devoir être la pointe plus ou moins aiguë que possède l'instrument. Nous verrons en effet, au chapitre de la pathogénie, que ce qui produit la perforation de l'utérus, ce n'est pas le plus souvent la surface tranchante de la curette, mais son extrémité qui, allant buter contre le fond, passe au travers avec plus ou moins de facilité suivant la force qui lui est imprimée et suivant ses dimensions. Il sera facile de comprendre alors que la curette de Volkman, large et arrondie, demande pour perforer l'utérus une violence appréciable.

Il n'en est pas de même pour la mince et tranchante curette de Sims. La curette de Récamier, construite en forme de gouttière, à extrémité assez étroite, a une grande tendance à suivre l'axe du canal cervical. Excellentes pour le curettage dans l'endométrite, ces curettes doivent être délaissées, s'il s'agit d'utérus puerpéraux. A cette dernière curette, Huguier et Aran ont fait des reproches trop sévères peut-être, mais partiellement mérités. Dans ces cas mieux vaut s'adresser aux curettes spéciales, larges, à extrémité arrondie, à bords très mousses, faites plutôt pour évacuer la cavité, que pour mordre et lacérer la paroi, telle est la curette de Wallich.

En tous cas il faut toujours se méfier de ces curettes spécialement faites, dit-on, pour le nettoyage particulier des cornes utérines. Leur dimension faible, leur pointe plus ou moins émoussée, exige de l'opérateur une prudence très grande, peut-être même un abandon complet. Doivent être rejetées aussi, les curettes à irrigation continue, qui dans deux cas rapportés par Lannelongue, produisirent un accident mortel que nous discuterons en temps opportun.

Technique opératoire.

Entre des mains inexpérimentées ou inhabiles, la moindre intervention opératoire peut causer un véritable désastre. Ces deux causes réunies paraissent s'être rencontrées dans le cas de Jayle, ou dans les curettages s'accompagnant d'une perforation étendue donnant issue à l'intestin. Mais comme au plus expérimenté peuvent arriver des déboires, certaines précautions doivent être prises.

Le col utérin doit être fixé ; l'utérus abaissé si la chose est possible. Le chirurgien exercera ainsi une contention efficace ; si la prise est large le tissu utérin résistera, s'il se rompt il avertira l'opérateur de l'état mollasse et friable de l'utérus sur lequel il doit agir.

Enfin par cette manœuvre préliminaire, l'opérateur verra plus facilement l'orifice utérin qu'il doit cathétériser pour arriver jusque dans le corps. *Mundé* (1) et la plupart des auteurs demandent les précautions suivantes pour éviter les perforations au cours de l'hystérométrie : retirer l'instrument au moindre obstacle, à la moindre douleur, à la moindre tendance syncopale, dès l'orifice

(1) MUNDÉ, *Traité de petite chirurgie gynécologique.*

interne franchi, tourner en avant la légère courbure de la sonde.

Inutile d'insister à nouveau, sur la nécessité de connaître de la façon la plus exacte, la position de l'utérus pour ne pas aller buter contre une de ses faces. Inutile aussi de s'appesantir sur les difficultés que crée la nervosité plus ou moins grande des malades. Une femme qui s'agite peut, par un mouvement malencontreux et involontaire, embrocher d'elle-même son utérus sur le cathéter que maintient la main de l'opérateur surpris par le soubresaut. Aussi si cet état nerveux que l'on rencontre souvent chez les utérines se manifeste, mieux vaut surseoir au cathétérisme ou opérer sous le chloroforme.

Ces conditions réclamées pour l'hystérométrie s'appliquent aussi au curettage ; pour cette dernière intervention, il s'adjoint même quelques précautions spéciales. En règle générale, c'est en introduisant la curette et non en grattant la paroi que l'on risquera de perforer l'utérus, il est donc important au plus haut chef, d'acquérir d'une façon bien nette, la sensation de contact contre le fond de l'organe, sans qu'il soit nécessaire d'appuyer énergiquement. Une bonne dilatation préalable, suffisante pour introduire la curette sans frottement, est une condition de sécurité.

Il ne faut pas que l'instrument ayant à franchir un obstacle appuie sur les parois du canal cervical ; sitôt l'obstacle dépassé, il risquerait d'échapper et d'aller frapper avec violence sur le fond de l'organe. Du reste dans un utérus dilaté, la curette est à l'aise, l'opérateur a moins de gêne, les échappées sont moins fréquentes, les perforations moins nombreuses.

Jusqu'ici nous n'avons pas pas parlé des soins antiseptiques qui doivent être pris. Tout examen gynécologique demande de l'opérée et de l'opérateur des conditions d'asepsie rigoureuses.

La femme doit être préparée soigneusement. Des injections réitérées, faites avec une solution antiseptique, doivent avoir débarrassé tout son conduit génital de tous les germes, tout au moins du plus grand nombre d'entre eux.

Le chirurgien et les instruments devront être soigneusement aseptiques. C'est là, pensons-nous avec la plupart des auteurs, des conditions qui ont fait de la perforation utérine, un accident parfois bénin.

CHAPITRE III

Pathogénie — Anatomie Pathologique

I. *Pathogénie.* — Mécanisme de la perforation. — Perforation du début du curettage. — Perforation de la corne utérine, déviation da la curette vers la fosse iliaque.

II. *Anatomie Pathologique.* — Perforation du fond de l'utérus dans l'utérus normal. — Siège de la perforation dans les utérus en mauvaise position. — Différence de siège entre les perforations gynécologiques de l'hystérométrie et du curettage, les perforations de l'avortement et les déchirures de l'utérus pendant l'accouchement. — Aspect de la perforation complète ou péritonéale et perforation sous-péritonéale.

Pathogénie.

Nous en arrivons ici à examiner le mécanisme intime de la perforation et à voir dans quel moment précis de l'intervention se produit cet accident. Tout d'abord une chose parait nettement établie, ce n'est pas par son bord plus ou moins tranchant que la curette est surtout redoutable, c'est par son extrémité. Rarement en effet on a vu une curette perforer l'utérus en le grattant, mais quand un accident survient il est produit par le refoulement du fond utérin par la curette. Le fond trop peu résistant est véritablement embroché, tel est le mécanisme des perforations du début produites par les premiers coups de curette ou par la première introduction de l'hystéromètre.

Dans la plupart des observations, en effet, on voit l'instrument pénétrer sans peine dans l'utérus, s'arrêter à des dimensions normales ou quelque peu exagérées, puis on le voit continuer sa route, l'opérateur ressent une légère résistance vaincue, et s'arrête effrayé en voyant la tige rigide pénétrer à 17, 18, 24 centimètres comme dans le cas de Pozzi. Le plus souvent la curette s'enfonce d'une façon normale et médiane perforant nettement le fond utérin.

Dès qu'elle l'a rencontré, son extrémité évolue librement dans la cavité abdominale et cette extrémité peut être sentie en un point avoisinant l'ombilic. Mais d'autres fois quand la perforation siège au niveau des cornes, la curette prend une direction oblique, le manche se portant nettement du côté opposé à la perforation, l'extrémité paraissant pénétrer dans une des deux fosses iliaques.

Et cette notion de perforation au début par pression de la paroi qui cède est si ancrée chez bon nombre d'auteurs, que certains d'entre eux ont prétendu que la tige rigide qui cheminait si facilement, devait s'engager vait s'engager dans une perforation déjà faite, suivre une voie déjà préparée.

C'est Auvard (1) qui, sur une statistique de 270 cas, ayant eu à déplorer une perforation dit : « La curette ne perfore pas l'utérus, c'est le dilatateur qui crée la voie par laquelle s'engagera plus tard l'instrument.» En admettant la possibilité d'un tel accident, on ne peut partager dans tous les cas cet avis. Cette sensation de résistance vaincue observée par de nombreux opérateurs, nous parait caractériser d'une manière précise, le moment où cathéter et curette transpercent le tissu utérin pour passer dans le péritoine.

Un deuxième temps du curettage est lui aussi particulièrement dangereux. Après avoir nettoyé le corps utérin, le chirurgien croit devoir s'attaquer d'une facon spéciale aux cornes utérines que le volume de sa curette ne lui a pas permis de dégager autant qu'il le voudrait.

Cette intervention légitime et rationnelle que l'opérateur croit devoir faire, pour détruire les derniers points malades qui par contiguïté ou par apport de leurs sécrétions morbides iraient facilement infecter la trompe et la plaie cruente, résultat obligé du curettage, est loin d'être sans danger. Le plus souvent, en effet, on emploie des curettes étroites qui facilitent l'évidement et qui en même temps qu'elles présentent plus de commodité exposent à de plus grands déboires.

Le chirurgien s'attaque à une région anatomique-

(1) Auvard. De la perforation utérine. *An. de Tocologie*, 1874.

ment dangereuse, que l'inflammation est venue rendre plus friable encore, comme nous l'avons montré en discutant l'étiologie. Le coup de curette qui dans ces cas, devait parfaire le curettage, crée parfois la perforation. C'est dans ces derniers faits surtout, que l'on voit la curette abandonner la ligne médiane, se dirigeant nettement vers une fosse iliaque, laissant le chirurgien hésiter entre une perforation ou un cathétérisme de la trompe de Fallope.

Anatomie pathologique.

Où siège la perforation ? On peut le prévoir déjà, le plus souvent c'est le fond utérin qui se trouve perforé. Du reste ici une division s'impose. Nous devons d'abord envisager les cas où l'utérus occupe sa position normale. Alors pas de doute, le conduit génital étant normal, c'est contre le fond lui-même que vont buter et la curette et l'hystéromètre, et la perforation siège alors sur le fond de l'organe en un point médian ou plus ou moins voisin d'une des cornes, circonstance que doit expliquer la latéroversion plus ou moins accentuée de l'organe.

Dans les utérus occupant une position anormale, antéflexion, latéro-flexion, rétroflexion, on comprend déjà par le mécanisme exposé plus haut, qu'avant d'aborder le fond de l'organe, le cathéter ou la curette ont un autre obstacle à vaincre. C'est la coudure de l'organe qui se présente la première et si la pression a été trop forte, c'est en ce point que l'utérus est perforé. Dans l'antéflexion la paroi postérieure est perforée et le cathéter s'en va buter contre le sacrum, comme il en existe un cas (1). Dans la rétroflexion c'est la face antérieure qui se voit lésée et alors la tige perforante peut librement s'acheminer vers l'ombilic. Dans les cas de latéroversion c'est sur le côté utérin opposé à l'inclinaison que se fait la perforation ; l'exemple de Pichevin (2) que nous rapportons en est un exemple frappant. Ces diverses conditions pathologiques plus ou moins accentuées expliquent nettement ces lésions difficilement compréhensibles au premier abord. Et si dans la statistique que nous donnons plus loin, on voit un certain nombre de perforations siéger sur la face postérieure, en un point avoisinant le fond de l'utérus, nul doute qu'on doive ici faire intervenir une antéflexion légère, très commune chez les multipares, qui est venue d'une façon peu appréciable vicier la filière génitale.

Et pour finir avec ce point important du siège des perforations, qu'il nous soit permis de porter quelques chiffres. Sur les 50 cas de perforation que l'on trouve dans Rebreyend en y ajoutant ceux de Colle, les 3 cas de Polaillon et nos deux observations inédites, on constate que sur 36 fois où le siège de la perforation a été noté, elle occupe 23 fois le fond de l'utérus, 6 fois on l'a trouvée sur la paroi postérieure en un point distant de moins de deux centimètres du fond de l'utérus, six autres fois elle siégeait au niveau des cornes ou dans la région immédiatement avoisinante. Dans un cas l'utérus était en rétroflexion, la face antérieure fut perforée ; dans un cas

(1) Cittadini, *in* thèse de Rebreyend, Obs. LXIII, p. 135.
(2) Pichevin, *Semaine gynécologique*, 7 avril 1902.

de sténose du col Cittadini explorant avec un stylet de trousse perfora l'utérus au niveau de l'isthme.

Quoi qu'il en soit on voit que les perforations gynécologiques sont toutes situées dans la partie haute de l'utérus, dans le segment supérieur, toujours près du fond. Aussi peut-être serait-il intéressant de signaler ici une différence réelle qui paraît exister entre les plaies véritablement opératoires, et ces autres lésions bien plus dangereuses encore, produites au cours de manœuvres abortives et qui selon Tardieu et Brouardel peuvent siéger en n'importe quel point, mais affectionnent surtout la région du col.

Des perforations utérines gynécologiques doivent ainsi être rapprochées ces vastes déchirures utérines du travail ou de l'accouchement qui siègent le plus souvent au niveau du tissu aminci du segment inférieur. Il nous a paru bon de signaler ces particularités intéressantes peut-être au point de vue médico-légal.

Comment se présente la perforation ? Ici dès le début, il faut l'avouer, les données sont peu nombreuses. Il y a, nous le dirons plus tard, des perforations bénignes, guéries par le seul tamponnement utérin. Néanmoins, au cours des hystérectomies et des laparotomies consécutives on a pu apprécier et examiner quelques-unes de ces perforations.

Parfois même la perforation est presque introuvable et dans notre observation personnelle nous avons vu toute la difficulté qu'il y avait pour faire pénétrer un stylet par l'orifice produit par une curette de moyen volume. Le tissu utérin se contracte et rapprochant les deux lèvres de la plaie vient l'oblitérer plus ou moins complètement. Parfois la perforation est béante, c'est le cas de notre seconde observation inédite. Les bords en sont nets, découpés comme à l'emporte-pièce, parfois ils sont déchiquetés en dents de scie, fait qui viendrait à l'appui de la perforation par pression. Parfois enfin, et c'est le cas des perforations terminées par péritonite mortelle, les bords sont frangés, purulents, recouverts par des fausses membranes.

Il faut remarquer enfin que la plaie peut être péritonéale ou sous-péritonéale. Pichevin (1) cite un cas, où l'hystéromètre dédoubla le ligament large. De même dans un autre ordre d'idées, Porak et Audion (2) ont pu voir une rupture utérine longue de huit centimètres où le péritoine n'était pas lésé. Mais ces cas sont rares et le plus souvent la sonde perforant du même coup le tissu utérin et le péritoine qui le tapisse, s'enfonce librement dans la cavité abdominale.

(1) Pichevin, *Sem. gyn.*, 7 avril 1902.
(2) Porak et Audion, *Obstétrique*, 1900.

CHAPITRE IV

Symptômes. Diagnostic.

I. *Signes habituels de la perforation de l'utérus.* — Pénétration exagérée du cathéter. —Sensation de la pointe qui vient buter contre la paroi abdominale. — Sensation de résistance du fond de l'utérus vaincue. — Douleur. — Hémorrhagie. — Retour incomplet du liquide de l'injection consécutive. — Apparition parmi les dé bris que ramène la curette de corpuscules graisseux.

II. *Difficulté du diagnostic.* — 1° Perforations vraies. 2° Fausses perforations. Fausses perforations par : 1° Cathétérisme tubaire, endométroscopie et traitement des pyosalpinx par évacuation utérine des trompes. — Cathétérismes tubaires accidentels véritablement constatés.

2° Utérus bipartitus. — Malformations utérines pathologiques.

3° Pseudo-perforations par relâchement et refoulement des parois de l'utérus infecté.

Valeur diagnostique du toucher intra-utérin.

Symptômes.

Les symptômes de la perforation utérine sont assez nombreux, mais, nous le verrons en les examinant, tous ou à peu près sont plus ou moins discutables.

1° *La profondeur à laquelle penètre l'hystéromètre* est variable. On l'a vu pénétrer à 15, 18 et même 24 centimètres dans le cas de Pozzi. Dans presque toutes les observations, ce symptôme a été noté par les auteurs. La curette, l'hystéromètre s'enfoncent tout à coup à une profondeur très grande, qui ne concorde pas avec les données du cathétérisme pratiqué au début de l'intervention, ou bien dans le cas particulier de l'hystéromètre la profondeur où s'engage l'instrument n'est pas en rapport avec les dimensions présumées de l'utérus. Nous verrons plus tard que ce signe n'a pas toute la valeur qu'on a voulu lui accorder. L'utérus infecté peut, comme l'admettent Frédériq et Doléris, comme semble l'avoir prouvé Pichevin, se laisser refouler par un cathéter de faible dimension, à plus forte raison par une large curette.

Aussi tous les auteurs ont-ils demandé un signe complémentaire et ils ont signalé *la sensation nette de résistance vaincue*, qui leur permet de conclure au passage de la curette de la cavité utérine dans la cavité péritonéale au travers du fond utérin que l'on vient de perforer. Nous ne nierons pas toute l'importance que peut avoir ce symptôme, s'il est bien ressenti ; mais nous nous rappellerons les expériences de Liebman, où une pression faible, légère, moyennement forte, a suffi pour perforer des utérus en apparence normaux.

La *sensation nette de la pointe de l'hystéromètre ou de la curette venant affleurer sous la paroi abdominale,* a été considérée comme un signe absolument certain de perforation utérine. A-t-elle cette réelle valeur ? L'amincissement extrême des parois de l'utérus peut permettre à ce signe de se manifester sans que pour cela il y ait nécessairement perforation. Le cathétérisme tubaire nettement pratiqué a lui aussi permis de le constater. Enfin des raisons nombreuses l'empêchent de se manifester au cours de perforations certaines. Qu'il suffise de signaler le cas de Colle, où la perforation fut simplement reconnue au cours d'une laparotomie faite pour péritonite tuberculeuse à forme ascitique.

La *douleur* est vive, elle peut être mortelle, provoquant un réflexe et la mort par inhibition. Même sous le chloroforme on a vu pâlir une fois au moins l'opérée. Il ne faut pas nier toute la valeur que possède une douleur vive et persistante, nettement localisée ; si elle ne permet pas de conclure à une perforation certaine, l'opérateur doit se tenir en éveil et ne pas éloigner l'hypothèse d'une perforation possible.

Mais, si dans de nombreux cas, la douleur a été plus ou moins vive ; dans quelques cas elle a totalement manqué.

Les femmes se sont prêtées presque de bonne grâce, tout au moins sans en trop souffrir, à des cathétérismes successifs, qui tenaient l'opérateur au courant de la marche de la perforation (1). La douleur manqua presque totalement aussi dans ce cas où la malade qui eut l'utérus perforé par les mêmes auteurs, put rentrer chez elle, avec recommandation de revenir si elle ressentait les moindres complications. (2)

Du reste, même en reconnaissant que cette douleur de la perforation existe, qu'on la rencontre même le plus souvent dans l'hystérométrie que l'on pratique souvent sans anesthésie, il faut admettre que la manifestation d'un tel symptôme est chose rare au cours du curettage, que l'on pratique presque toujours sous le chloroforme ; elle survient tout au plus lorsque l'état anesthésique n'est pas suffisamment avancé.

L'*hémorrhagie* a, elle aussi, été donnée comme symptôme sérieux, mais dans le curettage pratiqué pour endométrite hémorrhagique, où l'instrument détruit et laisse béantes un grand nombre de végétations richement vascularisées, comment conclure que l'hémorrhagie est plus ou moins abondante et qu'elle est véritablement causée par une perforation ?

Il en est tout autrement du signe fourni par le *manque total ou le retour incomplet du liquide de l'injection intra-utérine consécutive.* Ici deux hypothèses seules peuvent être envisagées : ou la cavité utérine s'est laissée dilater et contient le liquide, et une expression abdominale forte ou légère le fera ressortir, ou bien, circonstance plus désastreuse encore, le liquide est passé directement dans la cavité abdominale, allant agir directement

(1) Rab. Buckhardt-Lehmus. Obs. II. Th. Lenoir, p. 51.
(2) Rab. Buckhardt-Lehmus. Obs. III. Th. Lenoir, p. 52.

sur la séreuse qui ne demande qu'à absorber les germes que le liquide entraine avec lui, et la substance toxique qui le constitue. L'observation de ce phénomène permit à Lannelongue de Bordeaux, de faire le diagnostic de la perforation. Il se servait d'une curette à injection continue, et cet instrument dangereux, puisqu'il ne permet pas l'évaluation minutieuse de la quantité de liquide employée, doit être considéré comme la cause probable de ce désastreux résultat.

Le dernier signe que nous signalons est un symptôme rare, il peut être considéré comme étant l'indice d'une main novice s'attaquant à l'utérus, si l'on s'en tient à l'observation rapportée par Pichevin. *Quand dans les débris que ramène la curette, on voit de petits amas graisseux*, le doute n'est plus possible, l'utérus est bien perforé et la curette ramène de la graisse épiploïque. Le signe est donc absolument certain, mais, nous le répétons, il est fort rare, car l'opérateur ne s'expose pas volontiers à blesser l'intestin et le péritoine.

Diagnostic. — Les divers signes que nous avons examinés sont tous plus ou moins critiquables et l'on comprend dès maintenant la difficulté sérieuse de faire un diagnostic certain de perforation utérine. Quelques auteurs ont même nié la perforation fréquente de l'utérus et pour expliquer cette idée de plaie péritonéale bénigne, ont admis l'existence des fausses perforations. Pour eux, les *pseudo-perforations peuvent reconnaître trois causes :*

1° *Le cathétérisme tubaire ;*

2° *Les utérus bipartitus ;*

3° *Les utérus infectés, ramollis et dilatables.*

Le cathétérisme tubaire sur un utérus normal est possible, mais dans les cas qui nous occupent, nous avons affaire à un conduit génital malade et bien souvent oblitéré.

Etudiant la cavité utérine au cours de ses quatre-vingts moulages, Mauclaire a noté que souvent l'orifice utérin de la trompe était oblitéré. L'ostium uterinum ne fut pas franchissable même avec le plus fin stylet dans l'utérus de notre deuxième observation inédite. Pourtant la trompe de Fallope peut être perméable.

Les accoucheurs redoutent sa perméabilité et recommandent de faire sous une pression légère les irrigations intra-utérines. Du reste, Dœderlein (1) a pu faire pénétrer, cinq fois sur six expériences, du liquide coloré dans les trompes. Malgré une dilatation préalable du col, et une progression lente du liquide, il constata le reflux du liquide dans la trompe et jusque dans le péritoine. Hoffmeier (2) cite un cas de péritonite aiguë avec mort, provoquée par l'injection dans la cavité utérine d'une solution de chlorure de zinc.

Allant même plus loin, quelques auteurs ont songé à cathétériser sérieusement les trompes, pour évacuer sans les enlever le pus ou les liquides qu'elle peuvent contenir. L'endométroscopie a eu ses partisans et Clado se plait à montrer l'instrument dont il est l'inventeur, et qui, comme le cystoscope permet de franchir la valvule urété-

(1) Dœderlein, *La Gynécologie*, 1900.

(2) Hoffmeier, in *Monatsschrift Geburtshulft und gynæk.*, t. iv, p. 301, 1876.

rique, permet de pénétrer dans les trompes. Et Zegler (1), Beuttner (2) ont produit des instruments semblables, qui peuvent servir à reconnaitre l'ostium uterinum et à étudier *de visu* l'état de la muqueuse utérine. Plus simple encore est la méthode préconisée par le Dr Antonio Alessandro (3), qui attire à la vulve le col utérin, dilate la cavité et avec une pince pointue, guidée par le doigt, pénètre dans la trompe. Il a réussi six fois sur six cas qu'il a tentés et a pu obtenir une dilatation de un centimètre.

Mais ces cas nous éloignent plus ou moins du cathétérisme involontaire et presque aveugle qu'ont pu faire certains auteurs. Très probant est l'exemple rapporté par Lehmann (4), qui trouve un orifice si dilaté que la sonde s'enfonce facilement de six centimètres. Citons surtout Knoweley Thornton (5) qui parvint à démontrer que l'hystéromètre, qui avait fortement pénétré vers la droite, chez une femme atteinte de tumeur ovarique, avait dû en réalité s'engager dans la trompe gauche. La tumeur qui siégeait à gauche avait fait subir à l'utérus un mouvement de bascule tel que l'orifice utérin et celui de la trompe correspondant à la tumeur avait été rejeté sur la droite, et se trouvait sur la même ligne.

(1) ZEGLER, Un nouveau spéculum intra-utérin, son indication et son emploi. *Centralblatt. f. gynek.*, 1898.

(2) BEUTTNER, L'hystéroscopie. *Cent. fur gynek.*, 1878.

(3) D. Antonio ALESSANDRO, La gynécologie conservatrice dans les collections tubaires. *Tablettes de la S. de gynéc. et obst. Italienne*, 1901. Trad. in j. *la Gynécol.*, même année.

(4) LEHMANN. *Nederland Tydsch v. geneeesk.*, 1870, p. 201.

(5) KNOWELEY THORNTON. *Transaction of the patholog. soc.* 1775, T. XXVI, p. 151.

Plus probante encore est l'observation de Vehlton Hind (1), qui, en faisant l'examen d'une malade supposée atteinte d'un kyste dermoïde de l'ovaire gauche, voulut faire le cathétérisme.

L'auteur s'aperçut que la sonde pénétrait sans efforts jusqu'à huit pouces, par la palpation on la sentait juste sous la paroi abdominale. Au moment d'opérer et pour vérifier le fait, il introduisit de nouveau la sonde et on la laissa en place. Il put alors constater en pratiquant la laparotomie qu'elle avait parcouru tout le trajet de la trompe gauche et apparaissait à son orifice. Allant plus loin Biedert (2) admet le cathétérisme tubaire relativement fréquent, il a cru même pouvoir réunir les symptômes qui permettent de faire le diagnostic différentiel du cathétérisme de la trompe. C'est d'abord la pénétration oblique de l'instrument dont l'extrémité ne peut se sentir sous les parois que loin de l'ombilic, puis l'impossibilité de faire tourner la sonde sans déployer de force. Il ajoute d'ailleurs, avec raison croyons-nous, qu'aucun de ces signes n'est capable d'entraîner la certitude. Nous n'ajouterons pas ici d'autres exemples, les faits que nous citons suffisent à démontrer que pour être rare, le cathétérisme de la trompe n'est pas impossible.

Le *cathétérisme d'un utérus bipartitus* peut lui aussi faire croire à la perforation utérine. Là en effet, la curette ne peut affronter rigoureusement le fond de l'utérus, de par la constitution même de l'organe la

(1) Wehlton Hind, *British medical journal*, 12 nov. 1898.

(2) Biedert, Sur le cathétérisme des trompes de Fallope et ses conséquences. *Berlin. Klin. Wochenschrift*, 1877.

curette se porte sur la corne utérine qui, le plus souvent, est infundibuliforme et plus profonde que sur un utérus normal. La curette dévie alors vers une fosse iliaque, elle s'enfonce plus ou moins brusquement et ces faits peuvent faire croire à un accident malheureux.

Tel est le cas rapporté par Blondel (1) auquel nous empruntons le passage suivant: « Le curettage ne présenta rien d'anormal jusqu'au moment où fouillant la corne droite avec la petite curette longue en boucle de Doléris pour détacher les fongosités accumulées devant le débouché de la trompe, je sentis la paroi céder et l'instrument poussé, cependant avec la douceur voulue, pénétrer sans difficulté sur une longueur qui me parut être environ de deux ou trois centimètres. Le ressaut de la curette avait été si brusque, que je ne doutais pas un seul instant que je n'eusse provoqué une perforation utérine. Par prudence j'arrêtai là l'emploi de la curette et fis passer aussitôt dans l'utérus avec la sonde à double courant sous une pression presque nulle un litre d'eau bouillie salée à 46°, espérant exciter ainsi la contractilité de l'organe. »

Ceci se passait le 15 avril. Le 12 novembre l'auteur fit un nouveau curettage lent, minutieux et redoublant de circonspection quand il arriva sur la trompe droite. La curette rencontra un trou où elle s'engagea sans coup férir. Le toucher digital permit plus tard de constater sur le côté droit de l'utérus une arête sous laquelle on put glisser un hystéromètre qui s'enfonça aisément jusqu'à trois

(1) Blondel, *J. de Médecine de Paris*, 1898. Curettage d'un utérus bipartitus ayant simulé une perforation utérine. 29 mai.

centimètres de profondeur pour s'arrêter sur une parroi résistante. L'éclairage de la cavité utérine montra l'existence de l'orifice de la corne, sous forme d'une fente allongée, peu visible et que sûrement on n'aurait pas découverte si l'on n'avait pas été prévenu.

Pour en finir avec les cas rares de fausse perforation utérine, il faut encore citer ces *cas où la curette rencontrant un abcès lymphangitique ou autre intraparenchymateux qui bombe dans la cavité de l'utérus le perfore.* On assiste alors à un écoulement subit de pus, et un enfoncement plus ou moins accentué de l'instrument suivant la capacité de la poche qui peut en imposer pour une perforation réelle (1).

On ne doit pas oublier non plus ces cas bien décrits par Mauclaire (2) où après les métrites, l'utérus revêt une forme spéciale. Les deux moitiés de l'utérus ne sont plus superposables, l'une d'elles étant fortement agrandie. Au cours du cathétérisme comme le fait remarquer Petit (3), on peut voir deux hystérométries successives donner des dimensions différentes sans que pour cela il y ait perforation.

Autrement fréquentes mais aussi bien plus discutées sont les *pseudo-perforations utérines dues à la flaccidité de l'utérus post partum.* Après l'accouchement, l'organe infecté, subit une subinvolution notable. Trop

(1) Pichevin et Petit. *La Gynécologie*, 1896, p. 133.

(2) Mauclaire, Considérations sur le moulage de 80 cavités utérines normales et pathologiques, *Ann. de Gynéc. et Obs.*, 1897, ou in *Sem. Gynéc.* même année.

(3) Petit. *Concours Médical*, 1901.

longtemps il reste au niveau de la symphyse ou la dépasse de plusieurs centimètres, mais il paraît en outre présenter une particularité spéciale. Au cours d'un curettage ou d'une hystérométrie, la tige rigide pénètre, refoulant devant elle sans la perforer la paroi utérine.

Beuttner (1), Jarrheis (2) admettent cette hypothèse. Frédériq (3) reconnaît à l'utérus infecté un manque de contractilité excessif. La paroi utérine éminemment dépressible cède sous la poussée de l'hystéromètre et surtout de la curette qui appuie plus largement et l'opérateur peut alors mesurer des profondeurs excessives, 18, jusqu'à 20 centimètres. Dans les utérus infectés, après avortement, dit-il, on voit tout à coup l'instrument (curette) glisser jusqu'au manche dans la profondeur de la cavité. Retiré de quelques centimètres et poussé dans une autre direction, l'instrument rencontre un plan beaucoup plus résistant et pénètre à une distance beaucoup moindre. Après expulsion des débris placentaires, le muscle utérin ayant récupéré sa contractilité, l'opération n'est plus possible. L'expérience a été vérifiée après laparotomie.

Doléris (4), en France, admet cette dilatation subite

(1) Beuttner. Sur une particularité présentée par l'utérus dans la façon de se comporter vis-à-vis des instruments introduits dans sa cavité. *Centralblatt f. gyn.*, oct. 1897.

(2) Jarrheis, *Relâchement de la paroi utérine et cathétérisme des trompes.*

(3) Frédériq. Perforation et pseudo-perforation utérine. *An. de la S. Belge de Gyn. et Obs.*, 1898.

(4) Doléris. Discussion à la S. de gyn. et obs., 1898.

de l'utérus infecté, il se voit attaqué par Pozzi, partisan de la perforation utérine assez fréquente.

Une observation de Pichevin (1) paraît aussi la démontrer. Il s'agit d'une femme mal délivrée par une sage-femme, qui présente dans la deuxième semaine après l'accouchement des phénomènes septiques inquiétants. Il y est dit : « Quand j'eus fait pénétrer l'hystéromètre dans la cavité cervicale, il s'écoula un peu de sang, mais je pus facilement introduire une assez grosse curette de Simon. Dès le premier raclage de l'utérus, il s'écoula beaucoup de sang. Bientôt l'hémorrhagie présenta un caractère inquiétant en dépit des manœuvres les plus rapides de la curette qui ramenait des morceaux de placenta. Je crus à un moment donné que l'utérus ne contenait plus rien et cependant le sang jaillissait toujours ou peut-être plus abondamment par l'orifice interne. »

Effrayé par l'hémorrhagie, l'auteur introduisit deux doigts dans la cavité utérine, tandis que sa main droite saisissait à travers la paroi abdominale le globe utérin. « Grâce au soutien constitué par la main droite qui soutenait et malaxait le corps de la matrice, je pus faire pénétrer très haut l'index et le médius gauches qui grattaient vigoureusement la face interne de l'utérus flasque et légèrement dilaté. Sous l'influence de ces manœuvres combinées, l'hémorrhagie s'arrêta. En même temps je constatai la contraction du muscle utérin qui revenant sur lui-même devenait plus ferme et comprimait mes doigts. » Et l'auteur explique cet état de mollesse

(1) PICHEVIN, *Semaine Gynéc.*, 7 avril 1902.

et de flaccidité subite par la stupeur utérine. La curette avait ouvert franchement les vaisseaux que la couche musculaire de l'utérus resserra en se contractant.

Et c'est à cette distension totale ou partielle du tissu utérin, qu'il faut rapporter sans doute ces faits, loin d'être rares comme on nous l'a affirmé, où l'opérateur au cours du curettage a la sensation d'avoir pénétré trop loin. Il arrête son intervention ou la continue avec une extrême prudence, il se rend le soir même auprès de sa malade redoutant une complication, et se retire tout étonné de ne voir survenir aucune suite fâcheuse. Il n'avait pas pénétré dans la cavité abdominale, ce n'était qu'une fausse perforation.

Telles sont les pseudo-perforations utérines. Comme on le voit elles possèdent beaucoup de symptômes semblables aux perforations vraies. Aussi comprend-on mieux maintenant la difficulté d'affirmer d'une façon ferme la perforation ou la non-perforation. Cependant il faut le reconnaitre, si un seul des signes que nous avons indiqués, ne peut permettre de conclure, il faut tenir le plus grand compte de l'ensemble de plusieurs d'entre eux. Un seul, avons-nous dit, est vraiment caractéristique. Lorsque la curette ramène des débris graisseux, l'utérus est véritablement perforé puisque la curette va déchiqueter l'épiploon. Mais, hâtons-nous d'ajouter que le plus souvent les choses ne vont pas jusque-là. L'opérateur effrayé s'arrête bien avant. Impressionné par une résistance qu'il a vaincue, surpris de voir sa curette plonger d'une façon anormale, il arrête son intervention. Il supprime même le lavage intra-utérin consécutif, qui, comme nous le verrons plus tard, est une des complications graves de la perforation de l'utérus. Il contrôlera chacun des signes qu'il aura constatés, et si l'on ne peut conseiller de sonder à plusieurs reprises la perforation, on doit ici pratiquer une manœuvre sans danger si elle est faite avec douceur. On fera le toucher intra-utérin, et par lui, le chirurgien pourra reconnaître d'une façon absolument exacte les dimensions de la cavité utérine ; reconnaître nettement la perforation utérine, voir si elle est étendue, noter l'état plus ou moins flasque du muscle utérin sur lequel il opère. Et comparant ces données nouvelles à celles que lui ont apportées déjà la sonde ou la curette, il pourra peut-être arriver à conclure d'une façon ferme, à l'existence de la perforation.

CHAPITRE V

Marche et complications de la perforation utérine.

I° *Perforations bénignes.* — Fistule métro-péritonéale ou perforation chronique. Causes de leur bénignité. Vieillesse de l'affection. Immunisation de la malade. Causes mécaniques. Différence de gravité entre la perforation due à l'hystéromètre et la perforation due à la curette.

II. *Perforations graves.* — 1° Par injection intra-péritonéale de liquide toxique.

2° Par large plaie avec issue et blessure de l'intestin.

3° Par péritonite septique consécutive.

MARCHE

La perforation existe, que va-t-il advenir? Il est facile de comprendre qu'une classification clinique s'impose. deux cas médicaux se différenciant toujours par quelque point particulier. Et de fait ici, comme partout ailleurs on peut envisager deux modes d'accidents : les perforations bénignes, les perforations utérines graves.

La perforation bénigne est réelle, elle est surtout le fait de l'hystéromètre. En lisant les thèses de Colle, de Rebreyend, de Lenoir, on est presque frappé du peu d'importance que ces auteurs semblent ajouter à la perforation utérine. On est stupéfié même de la lecture de certaines observations. Chez Colle, c'est une femme qui voit son utérus perforé, reste 8 jours dans cet état, et ne présente pas de suites fâcheuses. Et pourtant dans cette observation la perforation est réelle, tous les élèves assistant à la laparotomie faite par le professeur Follet, ont pu voir la pointe de l'hystéromètre traversant nettement le fond de l'utérus.

Mais chez Colle, on méconnaissait la perforation. Rab. Buckhardt, Lehmus (1) suivent la marche d'une perforation nettement diagnostiquée. Le 31 mars, l'hystéromètre pénètre à 31 centimètres et son bouton est senti sous la paroi abdominale, en un point avoisinant l'ombilic. La malade est venue consulter, elle retourne chez elle, avec la recommandation expresse de revenir si le moindre accident se manifeste.

Le 2 avril, introduction de la sonde à une profondeur de 14 centimètres sans occasionner de douleur. Le bouton de l'hystéromètre, qui semble par ces auteurs être pris comme point de repère, est encore senti sous la paroi abdominale.

(1) RAB. BUCKHARDT, LEHMUS, Obs. III. Thèse Lenoir.

Le 30 avril, la sonde est introduite à 8 cent. 1/2, l'état de la malade s'étant amélioré sensiblement, elle disparaît de la consultation et cette observation paraît en 1870.

Hoennig (1) enfonce l'hystéromètre jusqu'à ce que la poignée soit arrêtée par les parties génitales de la malade, et que l'on sente le bouton à 2 centimètres de l'ombilic. Le lendemain, il répète la même manœuvre, trois jours après, il présente la malade aux élèves de sa clinique. Et là, en plein amphithéâtre, le professeur fait constater aux assistants, que la sonde perfore le fond de l'utérus sans la moindre difficulté dans les points qui n'ont pas été perforés antérieurement, tandis qu'il faut imprimer une certaine pression à l'instrument et vaincre un réel obstacle, dans la partie de la paroi perforée par les manœuvres antérieures, où, ajoute-t-il, il existe un tissu cicatriciel en formation. Ces expériences monstrueuses, dit Lenoir, sont rejetées par Hildebrandt (2).

En souscrivant au jugement plutôt sévère de Lenoir, nous nous bornerons à dire que ce n'est pas à son premier accident qu'un opérateur aurait agi comme le fit Hoennig.

Et nous conclurons que cet auteur prouvait d'une façon peut-être dangereuse que la perforation de l'utérus était chose parfois bénigne.

Nous bornons là nos citations, renvoyant aux thèses de Colle, de Lenoir, de Rebreyend où l'on trouvera nombreuses, les observations de perforations utérines béni-

(1) Hoennig, obs. X, th. Lenoir, p. 59.
(2) Hildebrandt, obs. VIII, th. Lenoir, p. 57.

gnes. Du reste, la science rapporte des faits plus étonnants encore, ce sont les fistules métro-péritonéales, véritables perforations utérines chroniques sur lesquelles nous ne nous étendrons pas, mais que nous devons tout de même signaler. C'est Lawson-Tait (1) qui trouve, après un curettage antérieur de neuf mois, en pratiquant une hystérectomie, une perforation nette, cicatrisée dans sa paroi supérieure, déchiquetée en bas, qui laisse communiquer la cavité péritonéale avec un utérus fongueux et septique, plein de pus. C'est Rouffart (2) de Bruxelles qui, au cours d'une laparotomie, trouve engagé à travers une perforation utérine, un bouchon épiploïque, presque libre, puisque malgré les plus grandes précautions, l'opérateur qui redoutait son infection et voulait le réséquer, n'a pu le maintenir. Et pourtant la perforation utérine remontait vraisemblablement à un accouchement antérieur d'au moins sept mois. Et ces faits ne sont pas les seuls, d'eux on peut rapprocher l'exemple rapporté par Dubar (3) et les huit autres cas que Rebreyend (4) a pu collectionner dans sa thèse.

Ces faits que nous avons choisis à dessein nettement démontrés et partant indiscutables, ont été diversement interprétés. Pour les fistules métro-péritonéales, L.-Tait croit au drainage physiologique produit par la position debout, il faut avouer que ce drainage est fait dans de

(1) Law.-Tait, *Maladies des ovaires*, trad. Olivier, Paris, 1886, p. 251, 1872-1680 et *Lancet*, 9 janvier 1875, p. 41.

(2) Rouffart de Bruxelles, *Bull. de la Soc. belge de gynécol. et obst.*, 1897, n° 5.

(3) Dubar, *Bull. méd. du Nord*, 27 octobre 1893.

(4) Rebreyend, *Fistule métro-péritonéale*, *Th.*, Paris, p. 193-197.

bien mauvaises conditions d'antisepsie. Pour les perforations bénignes, Lenoir trouve un ensemble de causes qui paraissent avoir une certaine valeur surtout lorsqu'il s'agit de l'hystérométrie. Les soins préliminaires, selon lui, ont débarrassé le conduit génital du plus grand nombre de microbes qu'il contenait. En passant à travers le tissu utérin, l'instrument perforateur subit un véritable brossage qui le débarrasse de ses germes. Adoptant enfin les idées aujourd'hui admises, il faut reconnaitre que cette catégorie de perforations intéresse surtout les vieilles métrites le plus souvent d'origine non puerpérale. Dans ces cas, en effet, les lésions histologiques, épithélium granuleux et richement vascularisé, paraissent être le point véritablement intéressant. Dans beaucoup de ces affections, le microbe est fortement atténué, parfois même disparu, puisque assez fréquemment les ensemencements restent stériles. Il faut tenir enfin compte de l'état particulier du péritoine périutérin, qui le plus souvent, sans être franchement infecté, est parcouru par des lymphatiques riches en microbes, et est le siège d'une péritonite chronique. Il y a lieu de rapprocher de cette perforation gynécologique du péritoine la ponction de l'ascite, après laquelle il est rare de rencontrer l'infection étendue du péritoine.

En envisageant la perforation bénigne, il est impossible de ne pas songer aux statistiques de Ludwig Kraft (1), où l'auteur montre clairement que dans les cas

(1) Ludwig Kraft, Septicémie puerpérale et son traitement, *Medicinik. Archiv. Nordisk*, n° 27, 1898, ou *Rec. de gyn. et chir. abdom.*, 1900.

où l'infection provient de la malade elle-même, particulièrement dans les salpingectomies où du pus est tombé dans la cavité péritonéale, il montre par les statistiques d'hôpitaux, qu'ordinairement ces cas sont sans danger. Et il explique ces faits totalement différents de la péritonite généralisée grave qui accompagne l'ensemencement péritonéal expérimental, par une auto-immunisation antérieure produite par l'absorption des toxines et des microbes.

Il y a donc des perforations utérines non mortelles; en est-il toujours ainsi, en est-il, devons-nous ajouter, souvent ainsi ? Il faut noter, tout d'abord, la différence sérieuse qui existe entre les plaies produites par l'hystéromètre et celles produites par la curette. Les secondes ont une gravité plus grande que les premières. En analysant les thèses de Colles, de Lenoir, de Rebreyend, on réunit 52 cas de perforation de l'utérus ; 22 sont le fait de l'hystéromètre, 30 relèvent du curettage.

Dans les cas de l'hystérométrie, la mort n'est jamais signalée, la pelvipéritonite est mentionnée deux fois et dans un cas on dut faire la laparotomie, les accidents étant sérieux. On fit enfin une fois la laparotomie d'emblée, l'hystérectomie une fois, le drainage par incision du cul-de-sac postérieur fut pratiqué une fois; dans un cas la perforation étant due à un stylet et siégeant très bas, on incisa largement l'utérus et le cul-de-sac postérieur du vagin. Dans un cas enfin on constata une intoxication mercurielle grave, due à la pénétration de liqueur de van Swieten. Les résultats au point de vue des complications se réduisent ainsi : un cas douteux (1) où il y a eu rétention purulente dans une poche intra-péritonéale qui occasionna une ascension notable de la température jusqu'au moment où la poche fut vidée par aspiration, on vit 18 cas absolument bénins pour lesquels on est intervenu cinq fois ; la pelvipéritonite a été constatée deux fois, un cas guérit par l'expectation prolongée pendant 20 jours, le second fut traité par la laparotomie ; dans un dernier cas enfin il y eut intoxication mercurielle.

Dans les 30 observations de perforation dues au curettage, il y a eu quatre morts par intoxication mercurielle. L'hystérectomie a été pratiquée 11 fois, parmi lesquelles dans cinq cas l'utérus fut jugé sacrifiable par l'état des annexes ou par l'âge de la malade. La laparotomie fut pratiquée cinq fois ; dans un cas on fit la laparotomie et l'hystérectomie consécutive. Le bourrage de la cavité à la gaze ou le drainage intra-utérin furent pratiqués neuf fois. Les cas bénins furent au nombre de 24 pour 16 interventions. Dans quatre cas il y eut mort par intoxication mercurielle mortelle, dans deux cas une réaction péritonéale notée.

On est loin, on le voit, de cette notion de perforation utérine presque toujours bénigne. Les cas relevant du curettage sont peu nombreux, et en expurgeant la statistique même des cas bénins, il est facile de comprendre que ces résultats, relativement satisfaisants au premier

(1) Obs. XCV. Th. de Rebreyend, p. 147.

abord, sont peut-être dus au traitement énergique employé par beaucoup d'opérateurs.

Du reste, il faut ajouter aussi que cette statistique elle-même doit être suspectée. Si le nombre des utérus reconnus perforés est peu élevé, il faut reconnaitre que ce qui manque ici, ce ne sont pas tant les perforations bénignes qui ont un attrait scientifique et qui par leur bénignité excitent pour ainsi dire à l'indulgence et font même admirer parfois le sang-froid et la décision rapide du chirurgien ; ce qui manque surtout, ce sont les perforations graves que les opérateurs timorés, redoutant les déboires ou une interprétation peu charitable de leur accident, laissent absolument dans l'ombre.

Le temps n'est plus où l'on redoutait follement la blessure du péritoine, cette phobie de la muqueuse utérine dont parle Rebreyend est aujourd'hui moins intense. Grâce à l'asepsie opératoire, à l'antisepsie de l'opérée, on a pu faire diminuer, sans malheureusement les faire tous disparaître, les cas graves, suivis de mort, qui accompagnent les perforations de l'utérus. Et il ne faut pas ici incriminer le seul manuel opératoire, la propreté plus ou moins grande du chirurgien. Il est des cas terminés par péritonite généralisée, où l'opérateur est non seulement excusable, mais où il paraît démontré qu'il ne pouvait guère en être autrement.

Dans des chapitres spéciaux, nous montrerons le danger de la perforation et les complications mortelles qui la suivent dans les utérus *post partum* ou récemment infectés. Nous n'imiterons pas Rebreyend qui par le titre de son ouvrage, a été amené à envisager à part, les traumatismes graves qui accompagnent certains curettages et où l'on voit l'intestin venir s'engager à travers la plaie large et béante et s'y étrangler. Nous envisagerons aussi cette complication redoutable et le plus souvent mortelle de l'injection intra-péritonéale de liquide à la fois toxique et contaminé. Ce sont là des complications rares sans doute du curettage, mais intéressantes à connaitre puisque, nous le verrons au cours de leur étude, elles peuvent être parfois prévues, et puisqu'une intervention énergique et rapide peut arriver à sauver la malade.

CHAPITRE VI

Première forme grave de la perforation. Passage du liquide de l'injection dans le péritoine.

Complication dangereuse, le plus souvent mortelle. — Mécanisme complexe, infection et intoxication surajoutées. — La perforation souvent ignorée n'est diagnostiquée qu'au moment de l'injection. — Prophylaxie, pas de lavage intra-utérin, s'il y a perforation, ou si l'on soupçonne fortement la perforation. — Suppression de la curette à irrigation continue. — Manuel opératoire de Frédéricq.

***

La première complication que doive redouter l'opérateur qui vient de perforer l'utérus, est le retour incomplet du liquide de l'injection intra-utérine que l'on fait habituellement après le curettage. C'est une complication terrible, puisque dans plus de la moitié des cas, cinq fois sur neuf, elle a occasionné la mort, deux fois une intoxication mercurielle caractérisée s'est montrée et les malades ne se sont rétablies qu'avec beaucoup de peine.

C'est une complication dont le mécanisme est douteux, et il est bien difficile de faire les parts respectives de l'infection et de l'intoxication. Jayle en effet range son cas dans les infections péritonéales post-opératoires. La marche a été suraiguë et la malade meurt six heures et demie après l'intervention. Lannelongue incrimine l'intoxication mercurielle. Il semble regretter de ne pas avoir fait un lavage intra-utérin avec de l'eau boriquée qui ne lui aurait pas occasionné ce malencontreux accident. Et en effet, à la suite de l'injection, le ventre se ballonne rapidement, les vomissements apparaissent, mais on n'observe pas de température excessive, sauf 38°2, un peu avant la mort.

Cette réaction finale n'est pas excessive, les accidents ont eu une marche subaiguë et la malade paraît bien avoir été intoxiquée. Et pourtant à l'autopsie on trouve une collection purulente limitée en avant par la face postérieure de la vessie, en arrière par le rectum et les replis de Douglas, en haut par les anses intestinales agglutinées. S'agit-il là d'une péritonite absolument aseptique comme on en a cité quelques cas ? L'agent caustique a-t-il agi, par un mécanisme analogue à celui que l'on voit dans les abcès amicrobiens dus au jéquirity et à la térébenthine étudiés dans ces dernières années ? Pour résoudre cette hypothèse, il aurait fallu examiner soigneusement le liquide, l'ensemencer. faire des injections à l'animal et rien de cela n'a été fait.

Mais d'après la marche, d'après les symptômes, n'y a-t-il pas lieu de suspecter cet épanchement pelvien ? Il faut se souvenir de la sérosité sanieuse et rougeâtre de la péritonite suraiguë dont parle Hartmann, qui sans avoir les aspects macroscopiques du pus, n'est pas exempte de germes. Ne vaut-il pas mieux dans tous ces cas envisager deux causes surajoutées ? D'abord l'intoxication qui doit avoir un rôle certain, et reconnaître enfin que le liquide qui passe de l'utérus dans le péritoine en plus ou moins grande quantité, entraîne avec lui des germes plus ou moins nombreux qui vont ensemencer ce péritoine déjà cautérisé. Il faut s'appesantir ici, sur l'asepsie douteuse et momentanée réalisée par le contact d'un liquide antiseptique avec un objet à désinfecter. Faut-il mentionner les propriétés du sublimé qui en même temps qu'il tue le germe, précipite les albumines, circonstance qui sauve de la mort quelques microbes.

Mais nous devons examiner les conditions réalisées par les malades, voir à quels utérus on a affaire : sur les 7 cas véritablement probants que nous citons, une perforation a été due à l'hystérométrie, la femme avait avorté six semaines auparavant. Dans les deux cas de Lannelongue, il s'agissait de vieilles métrites et la perforation était due à un curettage, les autres cas concernent des utérus infectés par rétention placentaire, de ces utérus qu'au chapitre de l'infection nous montrons comme très dangereux.

Mais un caractère que l'on trouve dans presque toutes les observations, c'est que le passage du liquide s'est produit dans des utérus que l'on ne croyait pas perforés. Lannelongue dans son cas malheureux opérait avec une curette à irrigation continue et ne s'aperçut que fort tard que la résistance utérine s'effaçait à droite, et que le liquide ne ressortait pas. Ces faits sur lesquels nous reviendrons au moment de la prophylaxie prouvent tout le danger de cette curette. Dans l'observation de Jayle on a pratiqué deux écouvillonnages à la fin du curettage. On a cru à une flaccidité spéciale du tissu utérin, et au moment de l'injection, voyant que le liquide ne ressort pas, on porte le diagnostic certain de perforation.

De ces faits on devrait peut-être rapprocher le cas cité par Fréderiçq (1), où il dit : « Nous-même, nous effectuâmes un jour un curettage qui parut se passer normalement jusqu'au moment où nous nous aperçûmes que la quantité de liquide introduite dans la matrice par la sonde, n'était pas en rapport avec la quantité de liquide expulsé. Nous arrêtames alors l'afflux du liquide, et quelle ne fut pas notre surprise de voir pendant plusieurs minutes, un reflux du liquide sortir de l'orifice extra-utérin de la sonde. L'instrument avait donc fait fausse-route et le liquide avait en très grande quantité passé dans la cavité abdominale. La malade présenta du reste une intoxication mercurielle intense, mais passagère. Si au moment de cesser l'irrigation intra-utérine, nous avions retiré la sonde, nous ne nous serions pas aperçu du passage du

(1) Frédericq. Perf. et pseudo-perf. utérine. *Bulletin de la Soc. belge de gynécologie et obstétrique*, 1898. *Semaine gynec.* 1898, p. 101.

liquide dans la cavité péritonéale et nous aurions eu à déplorer un désastre.

Nous citons neuf observations d'intoxication mercurielle, une perforation est due à l'hystérométrie, six succèdent au curettage, les deux faits de Flandrin que nous rapportons pourraient à la rigueur être distraits comme ne rentrant pas absolument dans notre sujet. Nous les relatons tout de même ; s'ils ne reconnaissent pas comme cause la perforation gynécologique, objet de notre étude, ils montrent d'une façon rigoureuse la marche parfois rapide de l'intoxication mercurielle. Tous ces faits nous suffisent à prouver l'importance de cette dangereuse complication, constatée souvent à un moment où un mal bien grand a été déjà occasionné, et qui nécessite comme nous le dirons plus tard un traitement des plus énergiques.

En tout cas, la prophylaxie de cet accident se dégage d'elle-même. Si la perforation est constatée, pas de lavage. On n'emploiera jamais la curette à irrigation continue dont les avantages réels sont pour le moins discutables et qui peut produire un mal souvent difficile à constater. Enfin nous admettrons volontiers, nous recommanderons même le manuel employé par Frédéricq. Dans les injections intra-utérines consécutives, il sera bon de laisser la sonde en place quelques instants après la fermeture du courant, par cette manœuvre on pourra non seulement découvrir une perforation ignorée jusque-là, mais si la perforation existe, on évacuera une quantité plus ou moins grande de liquide toxique, fait qui doit bien avoir quelque valeur.

CHAPITRE VII

Deuxième forme grave de la perforation de l'utérus. — Procidence ou lésion de l'intestin.

Déchirure facile de l'utérus post-partum qui contient encore du placenta. — Dangers de la pince à faux germes. — Complications de la perforation. — Procidence et étranglement de l'intestin à travers la déchirure. — Pronostic de ce mode de perforation. — Avantages d'un traitement rapide. — Soins prophylactiques que nécessitent ces curettages.

***

La deuxième complication du curettage que nous envisageons maintenant, parait revêtir des caractères spéciaux ; ceux d'un véritable traumatisme. Les opérateurs agissent le plus souvent sur des utérus qui contiennent des débris placentaires, ils sont en présence d'organes vascularisés et infectés, deux conditions qui, nous l'avons vu dans l'étiologie, favorisent particulièrement la perforation. Cette condition est connue des opérateurs ;

ils emploient des curettes larges, et malgré leur prudence, ils produisent une brèche sérieuse, par laquelle peut s'engager l'intestin. La curette pénètre dans la cavité abdominale, va parfois gratter l'épiploon, perforer l'intestin, mais là s'arrêtent les méfaits du seul curettage. Le chirurgien rencontre quelquefois, dans les débris ramenés par l'instrument, des amas graisseux qui lui font porter le diagnostic certain de blessure de l'épiploon et de perforation utérine comme dans le cas de Gusserow.

Mais comme le plus souvent la perforation est méconnue, les opérateurs se livrent à une manœuvre complémentaire des plus dangereuses. Voyant que dans la cavité utérine il reste encore quelque chose, ils pensent à des débris infectés. Ils veulent faire place nette et tarir autant qu'ils le peuvent la source de l'infection. Ils s'arment d'une pince large, la pince à faux germe le plus souvent, et essayent de saisir ce qu'ils croient être un reste de membranes ou un cotylédon placentaire encore adhérent. Ils attirent l'intestin ou l'épiploon jusqu'à la vulve ou tout au moins achèvent l'engagement de l'intestin à travers la plaie béante de la perforation. Quelques-uns tirent sans ménagement sur cet intestin, le déchirent et créent ainsi une deuxième complication plus désastreuse que la première. Ces faits, il faut le reconnaître, relèvent d'une faute de technique réelle et de cette seconde manœuvre dangereuse, il faut laisser à l'opérateur toute la responsabilité.

Mais il faut se souvenir aussi que la seule perforation par ses caractères propres crée une complication désastreuse. La plaie est large, elle a été faite par la curette seule, le dilatateur que l'on a employé ensuite, a produit une brèche fort étendue. Dans le cas de Van Riper, on trouve que l'utérus porte en avant une forte plaie de direction verticale, qui s'étend de l'insertion vaginale antérieure jusqu'au fond de l'utérus. Dans le cas d'Alberti que nous citons, on trouve une déchirure de 4 centimètres, siégeant sur le bord droit de l'utérus. Quoi d'étonnant de voir alors s'engager, à travers une déchirure de pareille étendue une anse intestinale ou une frange épiploïque ? Le mécanisme est de tout point analogue à celui qui préside à la formation des hernies.

A travers cette brèche, l'intestin s'étrangle et tous les auteurs signalent cette complication. Alberti a la plus grande peine pour dégager de l'orifice interne, l'anse de l'intestin qui s'est étranglée. Il fallut faire deux incisions au niveau de l'orifice interne, vider l'intestin de ses gaz, pour arriver à le réintroduire dans la cavité abdominale, et alors on constata sur la surface de l'intestin deux sillons bleuâtres, brillants, séparés par une distance de 17 centimètres. Il en est ainsi dans six observations et l'on dut même réséquer 30 centimètres d'intestin dans le cas d'Olshausen.

Les deux temps de l'étranglement sont ici très faciles à saisir. D'abord l'intestin s'engage au travers de la perforation, ensuite cet anneau musculaire se contracte, resserre l'intestin et l'étrangle.

Nous ne nous étendrons pas ici sur ce cas désastreux de Martin, où le chirurgien affolé tire sur l'anse intestinale avec une vigueur suffisante pour la déchirer ; on en comprend tous les dangers. Mais il faut se souvenir aussi des graves complications que crée la seule curette, elle chemine dans la cavité abdominale, lacère l'épiploon, et si l'intestin non fixé peut, dans certains cas, fuir devant elle, l'instrument le perfore assez fréquemment.

Nous signalerons aussi l'importance de cette large brèche qui, malgré le tamponnement le plus aseptique, doit créer ici une voie facile à l'infection, qui, dans les cas examinés, va s'ajouter souvent à des phénomènes d'étranglement herniaire, qui, à leur manière, sont un état quelque peu infectieux.

Mais cette complication dangereuse porte avec elle un pronostic moins sombre qu'il parait au premier abord. Le plus souvent à la fin de l'intervention le traumatisme est palpable, l'opérateur voit d'une façon certaine le danger de son opérée, il y remédie ou y fait remédier le plus vite possible et par une intervention consécutive, laparotomie ou hystérectomie, il arrive parfois à réparer ces malheureux accidents. Aussi sur les huit cas que nous citons, puisqu'il faut extraire, ou tout au moins ne pas trop envisager le cas de Martin où l'on n'est pas intervenu, voyons-nous, sur les huit cas qui nous restent, trois cas de mort et cinq guérisons. De cette statistique qui n'en est pas une puisqu'elle porte sur un trop petit nombre de cas nous tâcherons au chapitre *Traitement*, de tirer quelques conclusions. Nous inspirant d'une observation de Pichevin que nous citons aussi, nous tâcherons de montrer toute la valeur de la laparotomie exploratrice.

Insister sur ces cas serait absolument superflu s'il ne

s'en dégageait une sérieuse prophylaxie. Il faut se souvenir toujours de la friabilité du tissu utérin de la femme qui vient d'avorter. S'acharner à vouloir curetter à outrance est une manœuvre dangereuse. Mieux vaut alors recourir à la manœuvre conseillée par les accoucheurs et pétrir le cotylédon adhérent qui, concassé en quelque sorte, sera plus facilement extrait. Et si après le curettage il reste encore quelque chose dans l'utérus il faut l'explorer soigneusement par le toucher intra-utérin et ne jamais employer les pinces qui peuvent produire la perforation si elle n'existe déjà, léser l'intestin, ou tout au moins accentuer son engagement au travers de la plaie utérine, et faciliter son étranglement.

CHAPITRE VIII

Troisième forme grave de la perforation de l'utérus. — Péritonite septique consécutive.

Péritonite localisée, et péritonite généralisée. Modes cliniques variables. Causes de la péritonite. : 1° ensemencement du péritoine ; 2° mauvais état général de la malade. Valeur des soins préliminaires et profondeur de l'agent infectant. Pyométrie et infection péritonéale Prophylaxie particulière.

L'infection qui suit la perforation de l'utérus est une péritonite traumatique septique, elle peut être subaiguë, aiguë ou suraiguë, mieux vaut dire partielle ou généralisée. Quelquefois en effet, comme on peut le voir au cours des observations, la malade se plaint d'une douleur localisée au siège de la perforation, sa langue est sèche, elle a quelques vomissements, la face est quelque peu grippée ; sa température dépasse la normale, elle atteint 38°, 38°5, 39°. Cet état dure quelques jours, coexiste avec une tumeur ou plutôt un empâtement que le palper abdominal et le toucher vaginal peuvent faire sentir. Cet état dure, 8, 10, 20 jours comme nous en citons un exemple, puis tumeur et symptômes rétrocèdent et après une convalescence plus ou moins longue, la malade guérit. Dans ce cas la péritonite a été partielle, des adhérences péritonéales rapides se sont produites et sont venues isoler du reste de la cavité péritonéale la portion infectée.

Dans d'autres cas de péritonite localisée au contraire, les accidents dès le début sont sérieux. La malade a 40°, elle a le faciès péritonéal. L'on est effrayé par cette réaction brusque quand en un court espace de temps, en vingt-quatre heures, en deux jours tout se calme, le péritoine est arrivé à juguler l'infection.

Tout autre est la péritonite généralisée. La malade se réveille, ressent une vive douleur à l'endroit lésé, mais cette douleur ne reste localisée que peu de temps, elle gagne l'hypogastre et s'étend même bientôt à tout l'abdomen. Immédiatement la température monte, et oscille entre 40 et 41°, le pouls est filiforme et rapide, des vomissements alimentaires d'abord, porracés et continuels ensuite, l'abaissement lent et progressif de la température des extrémités pendant qu'augmente la température centrale, tels sont les faits qui servent à établir un pronostic sombre le plus souvent commandé par la vision d'une mort prochaine. Ainsi évolue cette péritonite, analogue à celle qui suit les perforations intestinales de la typhoïde ou l'ulcération de l'ulcus de l'estomac. La durée de ces péritonites est variable, quelques-unes durent 48 heures, trois jours, une durée de huit jours est extraordinaire, et les accidents rétrocèdent bien rarement.

Mais le plus souvent aussi la péritonite généralisée ne revêt pas tous ces symptômes. La température n'est pas élevée, elle ne dépasse pas 37° dans un cas de Polaillon. Il n'y a pas de vomissement, pas de ballonnement du ventre qui est seulement un peu douloureux à la pression, le pouls est extrêmement rapide, incomptable, presque régulier. Et pourtant, ces cas dont nous apportons quatre exemples, sont absolument superposables aux autres observations connues de péritonites suraiguës post-opératoires. A l'autopsie faite trois fois, on a trouvé du pus remplissant le petit bassin, et l'intestin injecté et distendu laissait facile, le diagnostic de péritonite. Les auteurs qui ont signalé ces cas, ont voulu noter le signe qui leur servirait à faire un pronostic solide, et leur permettrait de prendre une énergique décision. On a examiné la valeur et la température, la valeur du pouls, de la dyspnée, on a cherché toute l'importance de la douleur, et tous ces signes se rencontrent ou font défaut, sont excessifs ou atténués, ils manquent même totalement et dans quelques cas on est sur le point d'incriminer le seul choc opératoire. Néanmoins l'état du facies de la malade, son état de faiblesse, un réveil pénible, les extrémités qui se refroidissent malgré tous les soins qu'on prend pour les réchauffer, les sueurs froides que l'on constate, montrent que malgré une température voisine de la normale, existe un état péritonéal accentué. Cette forme est fréquente, elle est même un des modes de terminaison les plus graves, puisque en l'espace de quelques heures la malade peut succomber.

La cause de ces péritonites par perforation, est l'ensemencement du péritoine par les germes que contient l'utérus. Si nous analysons d'un peu près les cas que nous citons, nous voyons que toujours nous sommes en présence d'utérus post partum où il reste du placenta, où en tout cas il y a des microbes encore virulents. Il y a en effet une grande différence entre ces métrites où l'agent infectieux existe et possède toutes ses qualités virulentes et ces vieilles affections utérines où l'agent virulent est affaibli, parfois même totalement disparu, et où il ne reste plus qu'une lésion histologique qui crée à elle seule toute la maladie. Et puisque l'envahissement d'un organisme par l'infection est fonction de deux facteurs : la virulence de l'agent infectant et la résistance plus ou moins grande du sujet infecté, il est bon de rappeler ici ce qui se passe chez une femme mal délivrée. Les hémorrhagies nombreuses la dépriment à force de l'anémier, enfin cette suppuration intra-utérine n'est pas sans produire des toxines qui en quantité notable sont absorbées, comme le prouve la fièvre plus ou moins vive que l'on trouve chez toutes les malades, et qui vont rendre l'organisme de moins en moins résistant.

Mais une question doit se poser ici : L'opérateur est-il responsable de la perforation et de ses conséquences ? Il est inutile de rappeler les facilités exceptionnelles qu'on a de perforer l'utérus en subinvolution. Les accoucheurs appelés surtout à intervenir dans ces cas, les redoutent et la plus grande partie d'entre eux ont abandonné le curettage, le remplaçant par l'écouvillonnage ou par le curage digital de la cavité utérine. Mais en obstétrique on opère sur des utérus qui ont accouché depuis peu de temps. Tout autre est l'état de la femme qu'on adresse au gynécologue. Depuis longtemps elle souffre, il y a vingt jours, un mois et davantage que l'accouchement ou l'avortement sont survenus.

L'infection est profonde, elle ne céderait pas aux moyens cités plus haut, ou bien l'état de la malade est si précaire qu'elle ne saurait supporter un traitement long préconisé par quelques auteurs et le curettage est indiqué. Mais, peut-on dire, avec des soins préliminaires, drainage et tamponnement, injections vaginales ou lavages intra-utérins, le chirurgien peut modifier l'infection utérine, curetter en un milieu stérile par conséquent sans danger. Les injections vaginales ne débarrassent que le vagin, laissant infectées les voies supérieures qui aseptiques dans les utérus sains, sont dans le cas actuel remplies de germes septiques. Les injections intra-utérines, à la manière de tous les antiseptiques, agissent surtout en surface et laissent indemnes les microbes contenus dans la profondeur. Si elles sont efficaces dans les métrites aiguës où toutes les lésions sont superficielles, elles n'ont que peu ou pas d'action thérapeutique dans les lésions bien installées, de la métrite subaiguë et de la métrite chronique.

Sur le microbisme utérin on discute encore, des auteurs ont analysé les sécrétions morbides des utérus métritiques, ils y ont trouvé le gonocoque assez rarement, le staphylocoque souvent, le streptocoque rare, des anaérobies et des microbes non pathogènes en assez grande quantité. Et allant même plus loin, Reynier (1) à la Société de Médecine, critique le curettage et base sur la profondeur de l'agent pathogène une classication des infections puerpérales. Il envisage trois cas.

Dans le premier, caractérisé par de forts accès de fièvre, un écoulement sanieux et rougeâtre, les plaies vaginales ont un aspect terne, blafard. Vous curettez cette femme, dit-il, vous retirez les débris fétides, vous faites un fort lavage oxygéné, immédiatement la fièvre tombe, votre malade a été guérie par le curettage.

Dans le deuxième cas, la malade présente les mêmes symptômes, mais les frissons sont plus intenses, il y a peu de pus, on curette, la fièvre ne tombe pas, elle augmente souvent. On avait affaire ici à une infection profonde par le streptocoque.

Dans le troisième cas, la malade a encore de la fièvre ; mais elle est moins intense, on a curetté et on n'a pas eu de résultat ; c'est à une infection profonde du tissu utérin par le gonocoque, que l'on s'adresse. Et, conclut l'auteur, si dans le premier cas on a quelques succès, c'est qu'on débarrasse l'utérus d'agents saprophytes dont la localisation est toute superficielle et que la curette peut amener en totalité à l'extérieur. Dans les cas où l'infection est due au streptocoque, dans ceux plus rares où elle est due au gonocoque, le curettage n'a pas d'effet car la localisation est trop profonde, le microbe se rit de la curette.

(1) Reynier. *Mémoires de la Société de Médecine*, 1898.

Et que dire aussi de ces cas où le tissu utérin est un véritable tissu phlegmoneux comme dans les cas de Letulle ; que pourraient faire contre pareille infection les préparatifs opératoires les plus minutieux ?

Une autre cause parait devoir être ici envisagée. Pour expliquer le peu de réaction des perforations bénignes, nous avons admis avec Lenoir un brossage de l'instrument à travers un tissu densifié et sclérosé par les lésions chroniques dont il est le siège. Mais si ce brossage peut être admis pour les perforations dues à l'hystéromètre, tige lisse sans étranglement conséquent, il est difficile de l'admettre pour la curette, dont le corps est toujours plus volumineux que la tige qui le supporte. Enfin, le tissu utérin dans le post partum est plus mince, plus flasque, peut-être y aurait-il lieu d'admettre un brossage moins énergique.

Ainsi, sans nier le danger énorme et coupable qu'il y aurait à se servir d'instruments malpropres, d'aborder un utérus même malade sans des soins antiseptiques les plus parfaits, nous réduirons un peu la part de l'hétéro-infection. Et si les cas que nous rapportons semblent rappeler les plus malheureux exemples de péritonite par perforation due aux manœuvres le plus souvent septiques de l'avortement, nous tenterons une autre explication. Nous dirons que dans les faits malheureux qui nous occupent, il y a possibilité d'ensemencement d'un agent infectieux assez jeune, dont la virulence n'est pas totalement éteinte, qui exalte sa virulence par passage dans le péritoine d'un sujet affaibli et qui n'a pas eu le temps d'être immunisé.

De ces tristes exemples, il faudrait rapprocher les cas de Legueu et Clado (1) où dans la pyométrie observée au cours du cancer de l'utérus, il arrive alors que le ventre est ouvert, qu'une forte pince à griffes est placée sur le fond utérin. Sur la paroi distendue et amincie, chacune de ces griffes produit une petite plaie perforante et le pus qui s'en écoule vient souiller le péritoine. Malgré toute la rapidité que l'on met à faire l'hystérectomie, le contact du pus avec la séreuse s'est montré suffisant dans deux cas pour occasionner une péritonite mortelle.

Et comme complément de cette notion de septicité de l'utérus pathologique, il faut encore citer cette manœuvre que certains chirurgiens considèrent comme le premier temps de l'hystérectomie. Avant d'enlever ou d'amputer l'utérus contaminé, ils le curettent pour le délivrer du plus grand nombre de ses germes, et avoir moins de chances de contaminer le péritoine.

Nous avons envisagé ces péritonites septiques, nous en avons vu les formes cliniques variables et déroutantes. Il ne faut pas trop demander au chirurgien au point de vue pronostic, il se trouve en présence d'une équation qui contient trop d'inconnues. De la virulence du microbe, de la résistance du péritoine et de l'opérée il ne sait rien ou peu de chose. Les symptômes qu'il peut constater sont variables et n'ont qu'une minime valeur, leur absence même indique parfois une infection suraiguë, et le diagnostic doit être fait d'après leur ensemble,

(1) Legueu et Clado. La pyométrie au cours du cancer utérin. *Revue de Chirurgie et de Gynécologie*, sept. 1899.

d'après l'état général. Comme prophylaxie nous ne dirons qu'une chose. Les cas sont peut-être rares, mais ils sont encore trop fréquents et tout doit être fait pour les éviter. Nous nous bornerons à rappeler encore l'attention sur la friabilité de l'utérus post partum, et nous demanderons au chirurgien la plus grande prudence dans ces cas, et même quand il s'agira d'une métrite plus vieille, car rien ne lui indique si dans l'utérus il n'y a pas de microbes virulents encore et susceptibles d'infecter le péritoine.

CHAPITRE IX

I. Prophylaxie. — II. Traitement.

I *Soins à apporter à l'hystérométrie et surtout au curettage.*

II. *Traitement de la perforation utérine.*

Les utérus et les annexes sacrifiables; âge de la malade qui a atteint sa ménopause, état des annexes, curettage pour diagnostic histologique.

1° Cas où l'expectative ne peut être admise. Issue et blessure possible de l'intestin. Avantages de la laparotomie. Suture de la plaie utérine. Réduction et résection de l'épiploon ou de l'intestin. Bénignité de la laparotomie faite immédiatement.

2° Irrigation intrapéritonéale de sublimé. L'hystérectomie faite deux fois a donné deux résultats, il y a lieu de voir si la laparotomie ne serait pas tout aussi efficace et moins aveugle.

3° Les utérus dangereux. Dangers de l'expectative. Hystérectomie d'emblée méthode bonne, mais trop rigoureuse et trop aveugle. Avantages de la laparotomie. Les cas dans lesquels à la rigueur l'expectative est appliquée. Complications. Péritonite localisée, incision du cul-de-sac. Pelvipéritonite et hystérectomie secondaire. Péritonite généralisée. Laparotomie et lavage du péritoine.

⁂

Dans le cours de ce modeste travail, nous avons envisagé toutes les perforations utérines, nous en avons montré la gravité différente suivant l'instrument qui vient de la produire. Nous avons étudié aussi les complications graves qui venaient assombrir le pronostic de la perforation.

Nous devons maintenant envisager le traitement, nous arrêtant surtout sur les cas graves.

Nous serons bref sur le traitement prophylactique, nous avons si souvent parlé des facilités de la perforation de l'utérus même normal, que nous n'osons les signaler de nouveau. Mais puisque au cours de l'hystérométrie, surtout au cours du curettage, on a vu survenir des accidents graves, il serait bon de ne pas considérer ces deux manœuvres comme absolument bénignes. Que la plus grande douceur soit apportée dans l'introduction de l'hystéromètre, que la curette soit tenue par une main sans défaillance et sans brutalité. Il serait peut-être bon de ne permettre ces deux opérations gynécologiques, qu'à des mains déjà exercées, mais comme pour arriver à l'habileté opératoire, il faut un début, que ce soit sous la surveillance d'une personne autorisée que se fassent les premières tentatives. L'observation de Pichevin est un exemple frappant du service que l'opérateur déjà formé peut rendre à un chirurgien novice.

Enfin si ces tentatives doivent être faites sans maitre, que la plus grande douceur y préside, que l'on considère tous les utérus comme absolument dangereux, on évitera ainsi les perforations et les sérieux accidents qui les accompagnent.

Mais la perforation existe, que doit faire le chirugien, doit-il toujours intervenir ? Nous avons reconnu les perforations bénignes, nous avons vu qu'elles intéressaient surtout les vieux utérus métritiques où l'agent pathogène a disparu ou s'est considérablement atténué. Dans ces cas il faut accepter les idées de Pozzi, l'opérateur peut et doit attendre. Il ne doit pas impunément sacrifier un utérus, qu'il croyait conservable, puisque au début de son intervention il croyait que le curettage seul devait le guérir. Il ne devra pas livrer non plus aux risques mortels aujourd'hui peu nombreux, d'une laparotomie son opérée. S'abstenant du lavage qui pourrait aller inonder le péritoine il doit procéder au tamponnement de la cavité. S'armant de gaze et de pinces longues et larges il accumulera dans le fond sa gaze stérilisée ou iodoformée, prenant bien garde de maitriser sa pression il n'ira pas perforer à nouveau l'utérus. Et ce drainage amènera le plus souvent la guérison.

Tout autre selon nous, paraît devoir être la conduite du chirurgien qui vient de perforer un utérus dangereux. Et d'abord envisageons les cas où l'âge de la malade, l'état des annexes autorisent presque l'opérateur à faire une opération radicale pour devancer les complications possibles de la perforation. Pozzi (1) a vu dans l'âge de

(1) Obs. 59. Th. de Rebreyend, p. 123.

la malade qui avait atteint la ménopause, une circonstance l'autorisant à pratiquer l'hystérectomie vaginale et cet auteur a eu une guérison à enregistrer. Merklen et Jacomet (1) font opérer leur malade cancéreuse, dont l'utérus vient d'être perforé. Enfin dans deux autres cas Pozzi (2) et Jayle (3) décidés par l'état des annexes de leur malade à faire, le premier l'hystérectomie, le second la laparotomie, font un curettage préliminaire, ils perforent l'utérus, ils ne s'arrêtent pas devant cet accident, ils mènent à bonne fin leur opération, dans les deux cas ils arrivent à une guérison. Et pareille conduite paraît devoir être étendue à tous les curettages préliminaires ayant amené la perforation. Pareille conduite devrait être appliquée, si au cours du curettage explorateur fait pour prélever la muqueuse malade, on trouvait une lésion histologique certaine qui déterminerait l'hystérectomie (4).

Mais ces cas sont rares et leur technique facile. Plus hésitante est la résolution que doit prendre le chirurgien devant un de ces cas que nous avons qualifiés de graves. Et ici, nous désirons avant d'envisager chacune des classifications que nous avons établies, noter une différence sérieuse. Dans les perforations graves il existe des cas où l'expectative ne peut être admise : ce sont les perforations s'accompagnant de blessure ou d'issue de

(1) Th. Rebreyend. Obs. 75, p. 113.
(2) Pozzi. Obs. 55. Th. Rebreyend, p. 131.
(3) Jayle. Ob. 57. *id.*, p. 132.
(4) Curettage utérin. Diagn. histologique. Petit, 1901.

l'intestin et les cas où il y a eu injection intrapéritonéale de sublimé ou de liquide toxique.

I. Dans les perforations avec issue ou blessure de l'intestin, le traitement de choix parait être la laparotomie. L'opérateur en effet se trouve en présence d'un traumatisme véritable, d'une large plaie créée dans un muscle qui ne demande qu'à se contracter et enserrer jusqu'à l'étrangler complètement l'anse intestinale, engagée à travers la perforation. Le toucher intra-utérin peut donner des renseignements utiles, mais difficiles à obtenir et le plus souvent incomplets. L'opérateur peut avoir à s'occuper de l'intestin, savoir s'il est perforé, sphacélé, devoir le réséquer sur une étendue dictée par l'importance de la lésion, les organes avoisinants : vessie, rectum peuvent avoir été lésés ; telles sont les conditions surajoutées possibles, que l'opérateur doit bien connaître pour pouvoir bien y remédier. Seule la laparotomie dans le cas d'Alberti a permis à ce chirurgien d'agir librement et sûrement. Et de ce cas doit être rapproché celui de Mann où une anastomose latéro-latérale de l'intestin grêle avec le cœcum dut être faite.

L'hystérectomie discutable dans les autres cas parait devoir être ici rejetée. Elle sacrifie un organe souvent réparable, car comme l'a bien montré Kelber (1), la réparation de l'utérus lésé est réelle. Il en a montré le mécanisme en opérant sur des lapines dont il enlevait la corne utérine. Il trouva que la réparation est due à la karyokinèse des cellules musculaires, qui s'im-

(1) Kelber. Réparation des plaies de l'utérus. Réunion des médecins de l'hôpital Marie à Saint-Pétersbourg, 29 novembre 1897.

plantent le long des vaisseaux, dans le tissu conjonctif qui remplit préalablement la plaie et ramènent l'organe à sa forme primitive.

Du reste si au cours de la laparotomie l'opérateur trouve les lésions utérines trop étendues, il pourra alors après les avoir reconnues sacrifier, s'il le juge nécessaire, un organe qu'il trouve par trop compromis. Il agira alors comme le font la plupart des accoucheurs qui ont à traiter les vastes déchirures vagino-utérines ou utérines basses produites par un travail exagéré ou par une intervention malheureuse (forceps ou dilatation par les ballons). Comme eux, il pourra alors suturer l'utérus, ou pratiquer l'hystérectomie totale, ou supracervicale comme il le jugera à propos.

Un autre avantage qu'offre la laparotomie dans ces cas graves est de permettre au chirurgien d'apprécier les lésions du péritoine, de voir s'il y a infection, d'éponger d'une façon sûre le sang s'il en trouve, de pratiquer le lavage et le drainage du péritoine s'il le juge nécessaire.

Mais, il faut se le rappeler, c'est une intervention nécessaire, elle doit être pratiquée le plus tôt possible, et le cas de Martin dont on se souvient encore, montre tous les dangers d'une intervention par trop retardée.

Et du reste sur les neuf cas que nous citons, cinq furent traités par la laparotomie immédiatement consécutive ou séparée par un court espace, trois ou quatre heures à compter du moment de la perforation. Sur ces cinq cas on eut quatre guérisons, dans le cinquième où ne put empêcher le développement d'une péritonite mortelle. Trois autres cas furent traités par l'hystérectomie vaginale et on eut deux morts à déplorer.

II. Comme complication nécessitant une intervention rapide, non discutable, nous citons enfin le passage du liquide de l'injection intra-utérine dans la cavité péritonéale. C'est là une complication dangereuse, car en distrayant les deux cas de Flandrin dus au passage d'une quantité de liquide considérable et survenus au cours de l'irrigation continue, nous voyons sur les sept autres cas la mort survenir trois fois, l'intoxication mercurielle grave dûment constatée deux fois. Dans pareille circonstance Lannelongue fit l'hystérectomie vaginale immédiate et enregistra une guérison, Batuaud opéra de même et eut un résultat heureux.

Cette statistique bien que portant sur un nombre restreint d'observations est éloquente, et montre quel parti le chirurgien peut retirer d'une rapide intervention. Faut-il imiter la conduite de Lannelongue et immédiatement pratiquer l'hystérectomie ? Il y aurait lieu de comparer ces cas d'inondation péritonéale par un liquide toxique avec ce que l'on observe au cours des ruptures subites de la grossesse intra-utérine.

Dans ces derniers faits, il y a aussi inondation péritonéale, mais le liquide épanché est le sang, il y a de plus à ligaturer les vaisseaux de la paroi de l'œuf rompus, ces circonstances ne se rencontrent pas dans l'irrigation utérine. Mais en voyant les résultats obtenus par Auvray (1), il y a lieu, semble-t-il, de se demander

(1) Auvray. Trois cas de ruptures de grossesse intra-utérine. *Progr. médical*, 9 juin 1900.

si la laparotomie seule, à la condition de n'être pas différée, ne permettrait pas à la fois de sauver l'utérus et d'évacuer le péritoine. Mais ce n'est là qu'une hypothèse, nous ne connaissons pas de fait qui nous permette de conclure fermement. Et pourtant Frédéricq signale un cas, où certain qu'une faible quantité de liquide (sublimé) restait dans le péritoine, il attendit et n'eut à observer qu'une intoxication mercurielle intense mais passagère.

De cette observation nous avons tiré au point de vue prophylactique un précieux enseignement. Mais étant donné la gravité du fait, nous conclurons que la quantité du liquide restée dans le péritoine étant difficilement appréciable, comme le plus souvent il s'agit d'utérus infectés et fortement infectés comme dans le post partum, il peut être bon de faire, comme le dit Lannelongue, une opération mutilatrice, qui enlève à la fois un utérus malade, et permet par la plaie opératoire créée par l'hystérectomie vaginale de faire un drainage sérieux qui permettra au liquide toxique et infectieux de s'écouler au dehors en suivant le chemin qu'il a une fois déjà parcouru.

III. Nous en arrivons maintenant aux perforations utérines suivies de péritonite septique. Nous avons vu toute la difficulté qu'avait l'opérateur de porter un diagnostic et surtout un pronostic certain. Néanmoins, selon nous, de notre modeste travail une idée semble devoir être dégagée, c'est le grand danger qui peut accompagner la perforation d'un utérus post partum septique et encore infecté par les débris placentaires qu'il contient. Dans ces cas que doit faire l'opérateur ? Doit-il attendre ? Doit-il agir immédiatement ? Selon nous il paraît dangereux d'attendre.

Les complications sont si brusques, si sérieuses qu'elles viennent parfois désarmer le bon vouloir et l'énergie du chirurgien. Qu'il nous soit permis de rapporter ici les cas malheureux que nous signalons où en l'espace de quelques heures on a vu la malade succomber. Citons surtout ce cas de Mauclaire (obs. XXVII), où malgré une intervention, un peu retardée peut-être, il ne fut pas possible de juguler la septicémie foudroyante qui enleva la malade.

Mais, puisqu'il faut agir, et agir de suite, quelle méthode emploiera-t-on ? Aura-t-on recours à l'hystérectomie ? pratiquera-t-on la laparotomie ? L'hystérectomie a eu de nombreux partisans et dans la statistique des cas de Colle, Lenoir, Rebreyend, on la voit appliquée 11 fois et on a enregistré 11 succès.

On est obligé d'en convenir, cette méthode paraît avoir de réelles qualités. Elle enlève l'utérus malade, source de l'infection, elle permet de drainer par la vaste déchirure produite par l'hystérectomie vaginale, ce bas-fond péritonéal qui, à ce moment, est la seule partie infectée. Et, comme nous le verrons plus tard, avec Duplay et Clado, c'est un traitement sérieux et radical des suppurations pelviennes.

Mais, dans ces cas, cette opération nous paraît mériter aussi quelques reproches. Au chapitre Diagnostic, nous avons vu toutes les difficultés qu'avait l'opérateur de conclure à une perforation certaine, avec l'hystérectomie, on peut enlever un utérus non perforé. D'autre part, cette opération est par trop aveugle, l'intestin, le péritoine, peuvent être lésés, et par l'hystérectomie seule, l'opérateur jugera mal de l'état de ces organes.

Enfin l'hystérectomie pratiquée d'emblée mérite bien le reproche que lui ont fait quelques auteurs. Elle sacrifie un organe que l'on ne croyait pas le plus souvent irrémédiablement atteint, puisque l'on pensait qu'un curettage énergique devait le guérir. Il faut ajouter en outre que l'hystérectomie est une opération dangereuse et cela immédiatement et consécutivement. Il y a quelques années, on sacrifiait impunément un utérus, aujourd'hui, les chirurgiens sont devenus plus conservateurs. Ils hésitent davantage à enlever une matrice même malade.

Tout autres, selon nous, paraissent être les mérites d'une laparotomie bien faite. Et puisque la bénignité de cette opération est telle, que le chirurgien n'hésite pas dans les cas de diagnostic épineux à faire une laparotomie exploratrice, pourquoi ne serait-il pas permis au gynécologue d'aller voir les dégâts qu'il peut avoir commis? Et de ce mode de traitement, nous devons, semble-t-il, rapprocher la technique suivie par le chirurgien qui se trouve en présence d'une plaie abdominale commune. Il y a quelques années encore, en présence de pareil accident, on tenait une conduite hésitante. On attendait et lorsque l'infection apparaissait, montrant d'une façon certaine que le péritoine était atteint, que l'intestin était peut-être lésé, on pratiquait une laparotomie devenue nécessaire et dangereuse, puisque l'on opérait sur un sujet moins résistant et déjà infecté. Il en est tout autrement aujourd'hui, on devance la complication possible par une laparotomie exploratrice bien faite, on va voir et réparer, si faire se peut, tous les dégâts produits par le traumatisme. Et, pour en revenir aux cas de perforations utérines graves qui nous occupent, il est facile en quelques mots de voir les avantages sérieux de la laparotomie. C'est une opération bénigne, si elle est bien faite, et si elle est faite au début. C'est une opération conservatrice puisqu'elle permet d'agir sur l'utérus, de le suturer, en tout cas de ne le sacrifier qu'en connaissance de cause. C'est une intervention intelligente et complète puisqu'elle permet à la fois de porter ses investigations sur l'intestin, le péritoine et sur le petit bassin.

Mais quelques auteurs hésitent à faire courir à leur opérée, les chances d'une laparotomie, les risques plus sérieux d'une hystérectomie. Ils préfèrent l'expectation qui a pour elle les cas que nous avons presque à regret nommés perforations bénignes. Ils escomptent aussi les chances d'une péritonite circonscrite qu'une intervention moins radicale que les deux opérations plus haut citées permet de guérir.

Par l'expectation armée peuvent, en courant de nombreux risques, être traités tous les cas où l'on est certain d'une rigoureuse antisepsie, les perforations produites dans les vieilles métrites, où une préparation longue et bienfaisante a été appliquée à la malade. Enfin nous avons cité comme cause de bénignité relative le moment où se produisait la perforation, nous avons signalé ces cas où l'utérus n'était lésé qu'à la fin du curettage alors que le tissu utérin était débarrassé de la plupart de ses germes. Ces cas peuvent à la rigueur être traités par une expectative armée et sans lacune qui nous permettra d'intervenir dès que la malade présentera des réactions que nous jugerons inquiétantes. C'est la technique que conseille Rebreyend (1). Dans le cas d'utérus non gravide, dit-il, la question est tout autre, la vie du produit de conception n'étant pas à envisager.

Faut-il avoir la phobie de la muqueuse utérine et sacrifier impitoyablement tout utérus perforé ?

Ainsi se trouve justifiée en apparence au moins l'expectation. Le temps que l'on devra attendre n'est pas fixé, les symptômes sur lesquels on pourrait se baser, pouls, température, douleur peuvent manquer et souvent ils sont inconstants. En tout cas on ne devra jamais chercher à masquer le moindre symptôme, et nous conseillerons ici *l'abstention rigoureuse de la médication opiacée* qui si elle a comme avantage d'immobiliser l'intestin et de faciliter les adhérences, peut venir atténuer la douleur, symptôme qui a bien son importance. Bourrage de la cavité utérine à la gaze, glace sur le ventre, tels sont les seuls moyens thérapeutiques à employer.

Mais une complication se déclare. Dans un cul-de-sac on sent un empâtement plus ou moins délimité, mais peu étendu, la malade a de la fièvre, elle ressent une douleur plus ou moins vive, mais nettement localisée ;

(1) Rebreyend. *Rev. de Gyn. et Chir. abd.* Année 1901 p. 207.

dans ces cas, l'incision du cul-de-sac lésé, son drainage peuvent amener la guérison.

Si l'infection a envahi tout le petit bassin, si dans toute la zone péri-utérine on sent un empâtement douloureux, si l'on trouve de nombreux foyers fluctuants, il faut songer alors aux conclusions de Duplay et Clado (1).

Il faut pratiquer ici une hystérectomie secondaire, qui seule ira détruire le plus d'adhérences possible, permettra d'amener à l'extérieur le plus de pus ou de sérosité que l'on pourra et en drainant largement on arrêtera peut-être cette infection qui ne demande qu'à gagner le péritoine.

Mais quand l'opérateur se trouve en présence de symptômes péritonéaux mal définis et surtout de la péritonite généralisée, il paraît devoir intervenir autrement. L'on se trouve en effet en face d'une complication en tout point analogue aux autres infections péritonéales post-opératoires et l'on devra se conformer à tous les soins que dicte cette dangereuse affection.

L'hystérectomie d'emblée acceptable comme traitement prophylactique, excellente dans les cas d'infection localisée au petit bassin, paraît devoir être repoussée. C'est à la laparotomie que l'on aura recours. Elle seule permet en effet de juger sainement de l'état du péritoine. Par une incision large allant de l'ombilic au pubis, le chirurgien pourra explorer à la fois et la cavité péritonéale générale et le petit bassin. Il pourra voir d'une

(1) Duplay et Clado, Mémoire sur le traitement des suppurations pelviennes aiguës. *Sem. gyn.*, janvier 1897.

part l'état de ce péritoine infecté, constater s'il présente les signes d'une péritonite certaine, chercher s'il trouve du pus ; s'il en rencontre, il se hâtera de l'évacuer de son mieux. Il épongera le péritoine avec des compresses aseptiques ou en pratiquera le lavage. Et rejetant les antiseptiques même faibles qui peuvent produire une intoxication, il fera circuler dans le péritoine une grande quantité d'eau rigoureusement aseptique qui diluera et entrainera au dehors la plus grande partie des germes et des toxines.

Il pourra employer aussi la solution physiologique de chlorure de sodium. Il plongera sa sonde avec douceur dans tous les replis péritonéaux, remontant même dans la région sus-ombilicale s'il s'y trouve des lésions. Il agira aussi à l'exemple de Duret, Valais, Meygrat, Pichevin, et Petit (1) et pourra comme eux avoir des succès à enregistrer. Il assurera le drainage par la plaie abdominale.

Puis, tournant ses investigations vers le petit bassin, il verra les lésions de l'utérus; s'il trouve la perforation et que ses bords en soient encore vifs, il la suturera, ou bien s'il se trouve en présence d'une plaie déchiquetée

(1) Pichevin et Petit. — Inf. périt. chirurg. et en particulier après les interventions sur les organes génitaux internes. *Arch. de tocologie et de gynécol.*, décembre 1895.

Duret. Int. Chirurg. dans les mal. puerpérales. *Soc. méd. de Lille*, 1er octobre 1898.

Valais. Traité de la péritonite aiguë par la laparotomie. *Bull. de la Société anat. de Lyon*, t. II, n° 3, 1899.

Meyrat, De la lap. dans la périt. généralisée. *Ann. de Gynécol.*, 1895.

et purulente, il en avivera les bords pour pouvoir efficacement les suturer. Il jugera enfin bien mieux de l'état de l'utérus et des annexes et verra d'une façon certaine s'il ne doit pas les enlever. Il terminera son opération par un drainage méticuleux du péritoine, à travers le cul-de-sac postérieur, ou par la plaie de l'hystérectomie.

Et si plus tard une intervention est encore nécessaire, bien que les chances de succès soient plus restreintes, que le chirurgien ne craigne pas d'attaquer à nouveau l'infection, qu'il n'hésite pas pour faire sauter les sutures et aller rechercher l'infection cause des symptômes qui se sont reproduits. C'est le moment de se rappeler à nouveau toute la bénignité d'une laparotomie bien faite. Grâce à l'antisepsie minutieuse dont s'entoure le chirurgien, les cas de morts sont devenus beaucoup plus rares. On n'hésite plus à aller étudier l'état du péritoine et quelques auteurs, non contents de pratiquer la laparotomie exploratrice, renouvellent cette opération sur la même malade. Coyteux-Prévost (1) n'hésita pas à lutter pied à pied contre l'infection d'une de ses opérées, à trois reprises en l'espace de 16 jours il fit la laparotomie, il eut à enregistrer une guérison.

(1) *La Chirurgie*, 1897.

OBSERVATIONS

Série I (Obs. I à X)

Perforations de l'utérus au cours du curettage et de l'hystérométrie. Injection intra-péritonéale de sublimé.

Observation I. (O. Beuttner, *in Centralblatt für gynek.*, 1897, n° 42, page 1271). — *Perforation de l'utérus au cours d'un curettage. Injection intra-péritonéale de sublimé. Guérison retardée par l'intoxication mercurielle.*

Femme de 30 ans atteinte de rétroflexion et annexite gauche. Réduction du déplacement maintenue par un pessaire ; six semaines après avortement, rétention placentaire et métrite hémorrhagique. Le curettage est pratiqué six semaines plus tard. Dilatation avec le dilatateur de Schultze qui pénètre à 8 centimètres et perçoit à cette distance la résistance du fond. La sonde, introduite ensuite, s'enfonce de vingt centimètres. On retire l'instrument pour faire le toucher combiné à la palpation. L'utérus est trouvé petit et antéfléchi. On fait le curettage qui s'accompagne d'une très forte hémorrhagie. La guerison est retardée par une intoxication mercurielle confirmée : diarrhée, douleur gingivale, plaques aux bords de la langue.

OBSERVATION II. *Curettage, perforation, pelvi-péritonite et intoxication mercurielle. Rétablissement pénible.* (Bagnes, in *American journal of obstetrics.* novembre 1890.)

Curettage deux mois après l'accouchement pour rétention placentaire. Un aide avec la main sur l'abdomen sent l'extrémité de la curette. Douleurs vives, collapsus. pouls à 140.

Suites. Pelvi-péritonite : Intoxication mercurielle, rétablissement pénible.

OBSERVATION III et IV. Flandrin (1). — *Perforation de l'utérus au cours de l'irrigation continue. — 2 morts.*

1° Irrigation continue intra-utérine chez une femme qui vient de faire un avortement. On s'est servi de la sonde rigide de Pinard. La malade est très indocile. Elle accuse une douleur violente et subite et l'abdomen augmente rapidement de volume. Simultanément le retour de liquide par le vagin est suspendu. Mort quelques heures plus tard, on trouve à l'autopsie la perforation de l'utérus, plusieurs litres de liquide avaient pénétré dans l'abdomen.

2° Primipare. Accouchement spontané. La fièvre se déclare le lendemain et persiste pendant 9 jours malgré les injections intra-utérines abondantes. Le dixième jour on pratique deux curettages consécutifs sans résultat. A la suite du second curettage : irrigation continue avec la sonde de Pinard. Aucune amélioration mais douleur subite. augmentation de volume de l'abdomen en même temps que le retour de liquide se trouve suspendu.

A l'autopsie on constate la perforation de l'utérus. L'examen microscopique fait encore reconnaitre que le muscle utérin est profondément altéré.

(1) FLANDRIN. *In thèse* de Paris, 1895. De la perforation de l'utérus par la sonde au cours de l'irrigation continue.

Observation V. (Gebhardt) (1). *Résumée.— Curettage et perforation. — Passage du liquide dans la cavité péritonéale. — Mort.*

Intoxication mortelle par le sublimé, due au passage de la solution dans le péritoine à travers une perforation utérine. A l'autopsie : Ulcération intestinale et péritonite par perforation. Une des causes de la perforation résidait dans la petitesse de l'utérus dont on n'avait pas tenu compte.

Observation VI. (Lanelongue) (1). — *Curettage pour endométrite chronique et cervicite. — Perforation. — Passage du liquide dans le péritoine. — Péritonite localisée et intoxication mercurielle. — Mort 22 jours après l'accident.*

Jeune femme de 31 ans. 4 grossesses normales de 18 à 26 ans.

Diagnostic : Endométrite cervicale avec retentissement douloureux sur les annexes. Degré léger de rectocèle et de cystocèle. L'utérus est en antéflexion. L'hystéromètre donne à la cavité utérine une profondeur de 7 cent. 1/2.

On décide un curettage, suivi de l'amputation du col à la Schraeder et de terminer par une colpopérinéorraphie.

Opération le 18 février 1892. — On emploie une curette à irrigation continue, on s'aperçoit que la résistance s'efface à droite sous la pression de la curette et que le liquide ne sort plus.

On retire l'instrument, le liquide s'échappe. On fait, malgré la perforation, la colpopérinéorraphie, un crayon iodoformé est placé dans le col, tamponnement vaginal à la gaze iodoformée.

(1) Gebhardt. *In Mémoires de la Société d'obstétrique et de gynécologie* de Berlin, 9 janvier 1891 et *in Berlin. klin. Wochenschrift*, 1891, p. 979.

(1) *Gazette des Sciences médicales de Bordeaux*, 29 mai 1892.

Quand on reconduisit la malade au lit, elle était pâle comme la plupart des sujets soumis un certain temps au chloroforme, mais elle ne se plaignait pas et durant toute la journée qui suivit elle n'éprouva rien d'anormal. Elle eut seulement un peu d'agitation pendant la nuit et quelques vomissements qu'on attribua au chloroforme. Le lendemain à la visite, je trouvais mon opérée avec un pouls petit, un facies altéré et pâle : le ventre était ballonné, surtout à droite où je soupçonnais que s'était produite la perforation. Ajoutez à cela des vomissements plus fréquents et une sensibilité vive, là où le gonflement était le plus considérable. La température n'était cependant pas élevée, elle ne dépassait pas 37°2, et il est remarquable qu'elle ne se soit jamais beaucoup élevée dans le cours de la maladie, une fois seulement avant la mort qui survint seulement après trois semaines elle est arrivée à 38°2 ou 38°3.

Le lendemain, 48 heures après l'opération, l'état général et local étaient à peu près les mêmes, mais il y avait une stomatite assez intense. Habituellement j'emploie pour le lavage utérin pendant le curettage une solution d'acide borique, or il était arrivé que pour cette dernière opération l'un de mes aides s'était trompé et avait garni le récipient avec de la liqueur de Van Swieten. Evidemment, la stomatite et la salivation abondante qui l'accompagnait étaient les résultats d'une intoxication mercurielle.

Pendant les huit jours suivants, il ne se passa rien qui mérite d'être rapporté. Le ventre fonctionnait bien, les vomissements avaient disparu, la malade pouvait dormir et ne souffrait pas. Je commençai à espérer que les choses en resteraient là, qu'il y aurait une légère péritonite localisée et qu'en fin de compte nous aurions encore une guérison.

Mais voici que le 10e jour, une diarrhée abondante apparaît sans que rien ne puisse la modifier, d'une manière notable. Cette diarrhée a persisté jusqu'à la mort, qui fut bientôt prévue quand nous constatâmes que de l'albumine existait dans les urines.

Le 7 mars, dix-neuf jours après l'opération, l'état général devint plus mauvais et l'on vit apparaître sur les joues et les tempes des plaques érysipélateuses.

Il n'y avait pas de ganglions dans les régions voisines et la malade n'avait pas eu de frissons. La température s'éleva tout au plus à 38°3 et l'état local restait le même, au point qu'il ne fut jamais permis de penser qu'il s'était formé profondément une collection purulente étendue.

Cette nouvelle complication, l'érysipèle, m'obligea à prendre des mesures de préservation pour les autres malades et j'ordonnai le transfert dans une salle d'isolement. Notre malade fut très impressionnée par cette mesure dont elle était l'objet, et, avant même qu'elle fût mise à exécution, elle fit un effort violent de vomissement et succomba.

Voici quels furent les résultats de l'autopsie. Sur toute la ligne opératoire la réunion était complète, mais la cavité utérine contenait du pus.

A l'angle supérieur droit de la cavité utérine on voyait une perforation qui pouvait laisser passer l'extrémité du petit doigt.

Plus haut, c'est-à-dire au-dessus de l'utérus et vers le côté droit du ventre se présentait une collection purulente limitée en avant par la face postérieure de la vessie refoulée, en arrière par le rectum et le repli de Douglas, en haut par les anses intestinales agglutinées.

Au milieu de cette collection ainsi isolée dans le péritoine, se trouvaient les annexes baignant dans le pus. L'auteur incrimine le sublimé.

(*Gazette des sciences médicales de Bordeaux*, 29 mai 1892).

Observation VII (Lanelongue) (1). — *Curettage. Perforation de l'utérus, le liquide de l'injection intra-utérine ne revient pas. Hystérectomie consécutive rapide, guérison.*

Femme de 61 ans, ayant eu quatre accouchements antérieurs à terme, le dernier 20 ans auparavant. Elle est atteinte d'endométrite avec rétroflexion utérine.

L'hystéromètre montre que la cavité utérine égale 7 centimètres 1/2.

Le 1er juin 1891, on pratique le curettage en se servant d'une curette à injection continue. A un certain moment l'auteur s'aperçoit que la curette a pénétré plus profondément qu'il ne faudrait et qu'en même temps le liquide de l'injection ne s'écoule pas au dehors.

La curette, retirée aussitôt, ramène un petit fragment de graisse. Le doute n'est pas possible, l'utérus est bien perforé.

On fait l'hystérectomie vaginale pour faire disparaître une plaie infectée et pour pouvoir drainer le péritoine.

Suites excellentes; la malade quitte le service en bonne santé le 15 juin 1891.

(Observation de Lanelongue présentée le 12 avril 1892, à la Société de gynécologie, de pédiatrie et d'obstétrique de Bordeaux.)

Observation VIII (Batuaud (2), résumée). — *Curettage de l'utérus, le liquide de l'injection intra-utérine consécutive ne revient pas. Hystérectomie. Guérison.*

Chez une malade ayant antérieurement subi des séances de galvano-caustique intra-utérine, (haute intensité), un curettage

(1) Lanelongue.

(2) Batuaud, *Revue médico-chirurgicale des maladies des femmes*, 25 décembre 1874, p. 706.

est pratiqué. On s'aperçoit au moment de l'injection intra-utérine que le liquide ne revient pas.

L'hystérectomie vaginale est pratiquée : elle permet de reconnaître une perforation parfaitement cylindrique du fond de l'utérus. Guérison.

Observation IX (Jayle) (1). — *Curettage de l'utérus. Passage du liquide à travers la perforation, mort par intoxication mercurielle et septicémie péritonéale, six heures et demie après l'intervention.*

X..., 38 ans. Accouchement il y a un mois environ. Depuis pertes abondantes et continues.

État actuel : anémie considérable.

Curettage pratiqué en ville par un praticien ordinaire sous chloroforme.

L'opération a été faite avec vigueur, mais la curette n'a pas à un instant donné, pénétré brusquement dans la cavité péritonéale comme si l'utérus s'était tout à coup laissé perforer.

A la fin du curettage, l'opérateur put enfoncer son instrument jusqu'au manche et se crut dans une cavité utérine très agrandie. Écouvillonnage deux fois répété à la glycérine créosotée.

Lavage intra-utérin au sublimé à 1/1000, le liquide ne ressort pas mais l'opérateur n'y prend pas garde. A ce moment et bien qu'endormie, la malade pâlit brusquement, et les traits tout à coup s'altèrent pour prendre le type du facies péritonéal.

L'injection intra-utérine a été faite brusquement et sans exagération, on peut évaluer à 600 grammes environ la quantité de liquide introduite dans l'abdomen.

Irrigation vaginale terminale et pansement.

Durée de l'opération, une heure.

(1) Jayle, La Septicémie puerpérale aiguë post-opératoire. *Th.* Paris, 1895.

A son réveil, à 9 heures 40 du matin, la malade est pâle, ses tempes sont couvertes de sueur, sa peau est froide.

Elle se plaint de vives douleurs abdominales, principalement dans le petit bassin et les flancs.

A midi, douleurs abdominales excessives, nausées et quelques vomissements : faiblesse extrême, pouls filiforme, ventre un peu ballonné, excessivement douloureux.

A deux heures perte de connaissance, extrémités froides.

Mort à trois heures, six heures et demie après l'injection intra-péritonéale.

***

(*Série II*, obs. X à XX)

Perforation de l'utérus avec issue, étranglement ou blessure de l'intestin ou de l'épiploon

Observation X. (Hoffman de Philadelphie) (1). — *Curettage pour rétention placentaire.*

Perforation. Procidence de l'épiploon à l'orifice externe du col. Quatre heures après laparotomie. toilette du péritoine. Suture de la plaie, guérison.

Observation XI. Orthmann (2). — *Perforation utérine au cours d'un curettage. — Arrachement de l'intestin consécutif. — Hystérectomie abdominale, résection intestinale et suture. — Guérison.*

Avortement à 3 mois suivi d'hémorrhagies rebelles, curettage ; une pince introduite pour ramener les débris, ramène

(1) *American Journal of Obstetrics*, n.1890.

(2) Soc. obst. et gyn. de Berlin, 1891. — Dumont, *Archives de Tocologie*, mars 1895.

une anse intestinale perforée et arrachée de son mésentère. Laparotomie, l'anse présentait une adhérence étendue et ancienne à l'utérus, d'où la perforation simultanée des deux organes. Hystérectomie abdominale, résection intestinale et suture. Guérison.

Observation XII (Olshausen) (1). — *Perforation. Issue de l'intestin. — Laparotomie. — Mort.*

Avortement. Rétention placentaire. Curettage. On ramène une anse d'intestin avec la pince. Laparotomie : résection de 30 centimètres d'intestin, on laisse l'utérus. Mort de péritonite septique.

Observation XIII. Martin (2). — *Perforation, arrachement de l'intestin, mort rapide.*

Avortement. Rétention placentaire. Curettage. La pince ramène 75 centimètres d'intestin : à ce moment le malheureux opérateur perd la tête, arrache l'intestin de son mésentère et le coupe disant aux assistants que c'est le cordon. Il court chercher Martin, mais avant son arrivée la femme est morte de collapsus.

Observation XIV. Veit (3). — *Perforation suivant le curettage, issue de l'intestin. — Hystérectomie, mort.*

Avortement, rétention placentaire. Un médecin fait trois tentatives de curage digital. Il introduit enfin une grande pince

(1) Société obst. et gynéc. de Berlin, 1891. Citée par Dumont, *Archives de Tocologie*, mars 1895.
(2) *Ibid.*
(3) *Ibid.*

dans le but de saisir des fragments placentaires; avec cette pince il perfore l'utérus et amène une anse intestinale.

Quelques heures après, l'auteur pratique la réduction de l'anse puis l'hystérectomie vaginale; cette intervention n'empêche pas le développement d'une péritonite septique qui emporte la malade en 48 heures.

Observation XV. (Gusserow) (1). — *Perforation au cours d'un curettage — Etranglement de l'épiploon consécutif. Laparotomie. — Guérison opératoire.*

Rétention des membranes après l'avortement, curettage. La pince introduite ensuite dans le but d'extraire les débris détachés ramène de l'épiploon. Laparotomie, résection de l'épiploon étranglé ; hystérectomie supra-vaginale. La malade opératoirement guérie meurt au vingt-cinquième jour d'une embolie pulmonaire consécutive à une thrombose de la fémorale.

Observation XVI. (Mann) (2). — *Curettage et perforation. Procidence de l'intestin. — Laparotomie. — Guérison.*

Laparotomie ; on est contraint, vu les lésions du tube intestinal, de réséquer un segment du cæcum et de l'intestin grêle. On pratique une anastomose termino-latérale de l'intestin grêle avec le gros, avec un boutoir de Murphy, guérison.

L'auteur rapporte sans commentaire deux cas semblables avec une guérison et une mort.

(1) Société obst. et gynéc. de Berlin, 1891. — Dumont, *Archives de Tocologie*, mars 1895.

(2) Mann. *Am. Journal of obstétrics*, t. xxxi, n° 5.

Observation XVII. (Alberti) (1). — *Perforation de l'utérus au cours du curettage. Issue de l'intestin à travers la perforation. — Laparotomie. — Guérison.*

Une multipare de 32 ans, après un retard de quelques jours dans ses règles, est prise d'une hémorrhagie abondante qui se prolonge durant un mois. A ce moment un médecin ayant constaté une anémie profonde, de la fièvre, un utérus volumineux, un col fermé renfermant des débris fétides, se propose de faire le curettage. Après un lavage avec la solution de lysol à 1/100, il introduisit lentement une curette de Roux jusqu'au fond de l'utérus, fit deux grattages prudents, introduisit ensuite une pince à polypes pour extraire les tissus détachés. Ce qu'il ramena ce fut un anse d'intestin grêle. Il ne sortit pas une goutte de sang, mais la malade se plaint et se trouve mal. Le médecin, sans essayer de réduire l'intestin, tamponne le vagin tout autour de l'intestin avec de la gaze iodoformée et fait transporter la femme à l'hôpital.

Trois heures après, l'auteur l'examine : femme pâle, affaiblie, peau chaude, pouls 152, ventre gros, sensible au-dessus de la symphyse. Après enlèvement des tampons, on trouve dans le vagin, une anse d'intestin grêle.

Laparotomie. L'anse avait pénétré à travers une déchirure de 4 centimètres siégeant au bord droit de l'utérus. Elle étaitt fixée au niveau de l'orifice interne et il fut impossible de l'en détacher.

On introduisit alors un doigt de haut en bas, pendant qu'un aide passait le doigt de bas en haut dans le vagin jusqu'à la rencontre des deux doigts. Puis on fit deux incisions au niveau de l'orifice interne, mais l'intestin ne se réduisait toujours pas. On ne put l'attirer qu'après avoir vidé l'intestin du gaz qu'il renfermait en pressant de bas en haut par le vagin. On constata

(1) Alberti, *Central blatt für gynaek*, 29 septembre 1894.

sur cet intestin deux sillons bleuâtres brillants à la surface, séparés par une distance de 17 centimètres.

Le mésentère présentait une légère déchirure produite par la pince, on sortit l'anse intestinale hors de l'abdomen et on lava avec une solution phéniquée à 30/00. La déchirure de l'utérus peu augmenté de volume avait 3 centimètres de long, était dirigée de haut en bas, le long du bord droit jusqu'au niveau de l'orifice interne. Pas la moindre goutte de sang. Le muscle utérin était flasque et mou, d'une apparence cireuse et si mince qu'en faisant la suture simple les fils le coupaient. On fit alors quatre sutures de Lambert et on recouvrit la cicatrice avec une partie du ligament large droit.

Pendant les sutures, deux débris placentaires gros comme des pois s'échappent.

Pour cette raison on introduisit de nouveau la curette de Roux, pendant qu'on maintenait le fond de l'utérus.

Malgré la prudence avec laquelle on agissait la main, qui tenait l'utérus donnait l'impression qu'une perforation nouvelle allait se produire, tant la paroi était mince et molle. On ramena ainsi quelques débris fétides.

Pas la moindre contraction utérine.

Les suites de la laparotomie furent normales et au bout du quatrième jour, il y eut une selle à la suite de l'administration d'un lavement.

Quatre semaines après. nouvelle hémorrhagie abondante. On fit un curettageet on retira des morceaux de muqueuse utérine ramollie. L'hémorrhagie s'arrêta pour reparaître de nouveau avec violence au bout de six semaines. L'utérus était toujours gros. Nouveau curettage plus énergique, sortie de nombreux morceaux de muqueuse utérine. On fit encore 3 injectionsde teinture d'iode, après quoi la régression utérine se fit et les règles revinrent régulièrement.

L'auteur insiste sur l'extrême minceur de la paroi utérine chez cette femme. Ce n'était plus qu'une membrane molle. Dans les cas de grossesse normale, le segment inférieur est normalement mou et mince, mais cette disposition est plus rare dans l'avortement.

Il importe aussi de noter l'absence complète d'hémorrhagie au moment de la rupture.

Observation XVIII (Van Riper) (1). — *Perforation de l'utérus au cours d'un curettage. Etranglement de l'intestin à travers la perforation. Hystérectomie. Guérison.*

Femme de 30 ans, multipare, ayant eu un an auparavant son dernier enfant. Aucun signe de grossesse tubaire. Légère perte de sang dans le mois précédent.

Le médecin diagnostique un polype et fait le curettage.

Anesthésie par l'éther. La sonde qu'il enfonce tout d'abord, entre à une profondeur de 6 pouces. L'auteur pense alors qu'il a cathétérisé un utérus gravide et veut enlever le prétendu fœtus.

A l'aide du dilatateur de Goodel, il dilate le col avec hémorrhagie considérable puis introduisant une pince à faux germe il sent qu'il accroche quelque chose et essaye de l'enlever.

Ce qu'il ramène est une anse intestinale.

La malade est alors portée à l'hôpital où l'auteur la trouve dans un collapsus extrême. Température élevée, pouls, 140, petit et dépressible, respiration, 40.

Le ventre est météorisé, tympanique à la percussion ; les extrémités froides, tout indique que la perte de sang a été considérable.

Laparotomie, une grande quantité de sang liquide et coagulé occupe l'abdomen.

Lavage au sérum artificiel.

On trouve alors que l'utérus porte en avant depuis le fond

(1) Van Riper, *Médical News*, 22 août 1896.

jusqu'à l'insertion du vagin une plaie en forme de fente verticale.

A la partie inférieure, la vessie est détachée de l'utérus. En outre le fond présente près de la corne droite une perforation par laquelle s'engage l'intestin déchiré. L'anse qui a pénétré par cette plaie, s'est étranglée sur le pont de tissu séparant les deux plaies.

Il est évident que la perforation a été produite par la sonde, la fente par le dilatateur.

Il est nécessaire. dans un temps préliminaire, d'inciser entre les deux plaies le tissu utérin. On fit ensuite l'hystérectomie totale puis la résection de l'anse déchirée et l'anastomose bout à bout. On enlève en tout 28 pouces de jéjunum.

Tout se borna à un peu de cystite, la malade se rétablit vite et fut revue 11 mois plus tard en parfait état.

Observation XIX. (Pichevin) (1). — *Perforation de l'utérus au cours du curettage. Plaie de l'intestin douteuse. Laparotomie. Guérison.*

Femme de 25 à 30 ans, multipare, avait eu plusieurs enfants et présentait des phénomènes imputables à la rétention placentaire.

Accouchement 8 à 10 jours avant, elle perd du sang en quantité assez abondante. Il existait une légère élévation de température. L'utérus dont le col n'est pas entr'ouvert est resté assez volumineux.

Le curage instrumental fut décidé et confié à un interne qui n'avait jamais pratiqué cette intervention. M. Pichevin assistait à l'opération.

La dilatation faite avec les bougies de Hegar fut irrégulière et pénible. Enfin on put introduire une assez grosse curette de

(1) Pichevin, *Semaine gynécologique*, 7 avril 1902.

Simon. Dès les premières manœuvres apparut une hémorrhagie d'abord modérée. Très rapidement la perte de sang devint extrêmement considérable. Je donnai le conseil d'aller vite et d'enlever aussi rapidement que possible tous les débris placentaires. Les manœuvres furent exécutées précipitamment un peu en dehors des règles habituelles, sous l'impression de l'anxiété que causait cette hémorrhagie redoutable.

L'opérateur demanda à M. Pichevin, de prendre sa place ; j'y obtempérai immédiatement pour mettre fin à une situation qui allait être critique.

En introduisant la curette je m'aperçus du premier coup que la voie n'était pas complètement libre. La curette passait avec peine et il me fallut chercher pour trouver l'orifice qui permettait à l'instrument de pénétrer plus haut. Lorsque la curette fut entrée à 10 ou 14 centimètres j'eus la sensation que je n'étais pas dans l'utérus. L'instrument fut retiré. Je pratiquai rapidement le toucher bimanuel et pus me convaincre que le col de l'utérus était fortement porté à gauche. Il existait une latéro-déviation très nette et l'angle formé par le corps et le col était bien manifeste.

Cette notion me mit dans l'obligation d'introduire obliquement ma curette; je fis pénétrer l'instrument après quelques tâtonnements dans la cavité corporale. Dès ce moment j'acquis la conviction qu'il y avait une perforation utérine sur la partie latérale droite de l'utérus en un point correspondant à l'angle de flexion.

Il est inutile d'ajouter que le curage mené avec rapidité jugula l'hémorrhagie.

La perte de sang arrêtée, je me mis en demeure d'examiner attentivement l'état de l'utérus et de me rendre compte définitivement des particularités de la perforation.

Avec un hystéromètre et une bougie de Hegar il me fut facile de constater la réalité de la solution de continuité que j'avais véhementement soupçonnée au cours de mon intervention.

A l'endroit indiqué, à environ 5 à 6 centimètres de l'orifice externe, il y avait une solution de continuité certainement plus grande qu'une pièce de cinquante centimes.

La malade qui avait perdu une quantité de sang importante était pâle et avait mauvaise mine sous le chloroforme. Que fallait-il faire ?

J'ai dit que j'avais assisté à tous les temps de l'opération et que je m'étais aperçu de quelques irrégularités au début de l'intervention.

L'opérateur qui avait tenu avant moi la curette ne s'était pas aperçu de la déviation utérine. Son instrument avait été dirigé de bas en haut et de haut en bas suivant la ligne médiane. A aucun moment l'opérateur n'avait eu la sensation qu'il fallait imprimer à la curette une direction oblique pour la faire pénétrer dans la cavité utérine. Dès lors je me disais que les coups qui avaient été donnés au début avaient dû porter dans la cavité abdominale. L'intestin n'avait-il pas été atteint.

Je me décidai à pratiquer séance tenante la laparotomie non pas que j'estime que cette conduite soit la règle dans toutes les perforations utérines, mais dans l'espèce je craignais que dans la précipitation des manœuvres il ne se fût produit des lésions intestinales.

L'ouverture de l'abdomen me fit reconnaitre le siège de la perforation.

Il n'y avait pour ainsi dire pas de solution de continuité du péritoine. L'hystéromètre introduit de bas en haut, du col vers la profondeur, faisait saillie à la partie supérieure du ligament large droit près de la trompe. La séreuse était à peine éraillée.

En aucun point l'instrument n'avait pénétré dans la cavité abdominale La perforation avait lieu au-dessous du péritoine. L'instrument avait pénétré entre les feuillets du ligament large droit et n'avait pas atteint l'intestin.

Sans doute, ajoute l'auteur, l'intervention avait été inutile dans ce cas, mais n'était-il pas indiqué de constater l'état des organes contenus dans la cavité abdominale ? Si dans certains cas on peut se contenter d'un simple tamponnement intra-utérin pour remédier à la perforation, il est d'autres cas où l'on ne doit pas hésiter à pratiquer la cœliotomie exploratrice.

La malade supporta très bien la laparotomie sus-pubienne et guérit au bout de quelques jours. J'avais mis une gaze iodoformée dans la cavité utérine. Ce pansement intra utérin fut continué. La perforation se répara spontanément et au bout d'un mois je ne trouvais plus trace de solution de continuité.

*
* *

(*Série III*, obs. XX à XXVII.)

Perforations de l'utérus au cours du curettage. — Péritonite localisée ou généralisée consécutive.

OBSERVATION XX (Francis Haynes) (1). — *Curettage, perforation. Légère inflammation péritonéale consécutive.*

Curettage pour endométrite non puerpérale. Orifice résistant à parois minces et dures. Dilatation à la pince clamp.courbe. Introduction forcée de la curette : elle pénètre à 8 centimètres. On prépare tout pour une laparotomie.

Légère douleur et élévation thermique, mais bon pouls. Cinq heures après, toucher : dans le cul-de-sac postérieur, léger empâtement qui disparait en vingt-quatre heures. Pas de troubles ultérieurs. Par précaution, la malade est tenue alitée une semaine. Un mois après, le curettage peut être fait dans les conditions ordinaires.

(1) Francis HAYNES, *American Journal of Obstetrics*. Novembre 1890.

Observation XXI (Chaboux, In *Normandie médicale*, 9 juillet 1894, p. 337).

L'auteur cite un cas d'utérus perforé par une simple sonde en gomme, n° 14. Il s'ensuivit une poussée de péritonite qui dura quinze jours. Il s'agissait d'une femme de 35 ans habitant la campagne et atteinte de métrite non blennorrhagique.

Observation XXII (Cerné, *Société médicale de Rouen*, 9 juillet 1894, p. 337). — *Perforation de l'utérus au cours du curettage. Poussée de péritonite consécutive.*

Cerné cite un cas de perforation. L'utérus étant très gros, très mou, je faisais le curettage comme temps préliminaire de l'ablation d'une salpingite droite. Il y eut une poussée péritonitique importante. J'aurais dû enlever l'utérus, d'autant plus que la trompe gauche, à ce moment à peine sensible, est devenue volumineuse depuis. L'infection, chez cette malade, était si ancienne et si profonde qu'on peut douter si la péritonite est née de la perforation ou des parties malades restées en place.

Observation XXIII (Jahreiss) (1). — *Perforation de l'utérus par l'hystéromètre. — Phénomènes de réaction péritonéale qui durent trois jours.*

Manœuvres de libération d'une tumeur avec l'utérus. L'auteur se servait d'une sonde qui, tout à coup, pénètre profondément. Il s'agissait d'un utérus sénile atrophique.

Phénomènes de réaction péritonéale. Elévation de la température et du pouls. Météorisme. Rétention d'urine qui dure trois jours L'auteur explique ces faits, par la sonde qui avait

(1) Jahreiss, in *Centralblatt für Gynækologie*, 1898.

été simplement trempée dans une solution phéniquée et non stérilisée.

Laparotomie le 4e jour ; on ne trouve pas l'orifice de la perforation, mais une zone à la surface de l'utérus où le péritoine est rouge et épaissi.

Suites simples.

Observation XXIV (Polaillon) (1). — *Métrite puerpérale subaiguë compliquée d'ovaro-salpingite, curettage, perforation de l'utérus: mort par septicémie péritonéale, 12 heures après l'intervention.*

P... Marie, 27 ans, ménagère, est apportée sur un *brancard*, le 6 avril 1893. Elle dit avoir accouché, il y a un mois, d'un enfant qui serait mort huit jours après sa naissance. Depuis son accouchement, qui aurait été naturel et à terme, elle ressent de vives douleurs abdominales accompagnées de pertes de sang et de pertes muco-purulentes. Elle a été obligée de garder le lit et son état général est devenu de plus en plus mauvais.

Elle est profondément anémiée par des métrorrhagies et des pertes blanches presque continuelles. Sa peau est d'une pâleur de cire. Elle n'a pas de fièvre, mais elle souffre de douleurs abdominales continuelles. Elle est maigre, faible, sans appétit. Il lui est impossible de garder son lit. La palpation du ventre qui est légèrement augmenté de volume est très douloureuse. Elle permet de sentir que l'utérus déborde en haut le pubis et qu'il est douloureux à la pression. Au toucher vaginal le col est gros, un peu mou, notablement abaissé. L'examen au spéculum montre l'orifice du col entr'ouvert et tapissé par des fongosités saignantes. L'hystéromètre pénètre dans une cavité très agrandie à une profondeur d'environ dix centimètres.

Le diagnostic est : métrite puerpérale subaiguë ayant retardé l'involution utérine.

(1) Polaillon. *Maladies des femmes*, Paris, 1900. Obs. 100, p. 297.

Indépendamment du traitement général, l'indication principale est de faire un traitement local, cautérisation intra-utérine ou curettage. M. Polaillon se décide pour le curettage.

Le 7 avril. Dilatation du col avec une tige de laminaire de moyenne grosseur. La malade continue à souffrir dans la journée, le soir 38°.

8 matin. T. 37°2, on enlève la tige de laminaire et on la remplace par une autre tige plus grosse.

Le soir la tempér. : 39°.

Le 9. Temp. 37°2. Le curettage est pratiqué sous le chloroforme. Après avoir lavé la cavité utérine avec une injection de sublimé au millième, on introduit une grosse curette demi-tranchante qui s'enfonce profondément, mais pas plus profondément que l'hystéromètre. Le curettage s'exécute comme d'habitude sans que M. Polaillon s'aperçoive de quelque accident opératoire. La curette roule sur des surfaces molles, ce qui n'a rien d'étonnant puisque l'utérus est en état d'involution complète. L'écoulement sanguin est modéré. Après le curettage injection intra-utérine de liquide au sublimé, suivie immédiatement d'une injection boriquée pour chasser de l'utérus le sublimé qui pourrait devenir une cause d'intoxication, puis pansement intra-utérin à la gaze iodoformée.

Quelques heures après l'opération, la malade est prise de faiblesse. Ses traits sont profondément altérés. Refroidissement des extrémités, sueurs froides. Cet état va en s'aggravant. Les lèvres se cyanosent, la langue est sèche, la soif est vive.

A cinq heures la température est à 37°. Pas de vomissement. Pas de ballonnement du ventre qui est peu douloureux à la pression. Le pouls est extrêmement rapide, incomptable, quoique régulier. L'auscultation ne dénote rien d'anormal.

On enlève le pansement intra-utérin formé par la mèche de gaze iodoformée, il s'écoule environ un verre d'un liquide séro-sanguinolent. Injection intra-utérine d'eau boriquée tiède, le liquide ressort clair.

On cherche à relever les forces par des injections hypodermiques de caféine et d'éther, par une injection de sérum dans le tissu cellulaire sous-cutané, par des inhalations d'oxygène, par du champagne.

L'état de prostration continue à s'aggraver et la malade meurt à 10 heures du soir.

Autopsie : A l'ouverture de l'abdomen on ne trouve ni épanchement de sang, ni épanchement de sérosité. Il n'y a pas trace de péritonite généralisée, mais en haut et à gauche de l'utérus existe un foyer purulent, enkysté, limité par des fausses membranes très solides. Ce foyer contient environ un demi-verre de pus verdâtre.

On enlève l'utérus et ses annexes. Les ovaires sont sains. La trompe droite est saine, mais la trompe gauche est dilatée, pleine de pus, et cette salpingite suppurée se trouve en rapport avec le foyer purulent intra-péritonéal.

Le tissu de l'utérus est très ramolli, sur le fond on voit deux déchirures à bords frangés. Ces déchirures ont été certainement faites par la curette et elles ne peuvent s'expliquer que par la faible résistance du tissu utérin.

Ce ne sont pas ces deux petites plaies qui ont causé les accidents ; c'est le liquide des lavages qui a pu passer dans le péritoine par ces déchirures, bien qu'on n'en ait pas retrouvé une quantité appréciable.

L'autopsie des autres organes démontre avec quelle facilité une curette peut perforer l'utérus sans que le chirurgien s'aperçoive de l'accident.

(Polaillon, obs. 100, p. 297.)

Observation XXV (Polaillon) (1). — *Métrite puerpérale. Curettage, perforation probable, mort.*

Le 26 décembre 1893 Mme C..., 21 ans, cuisinière, entra dans le service pour une métrite d'origine puerpérale compli-

(1) Polaillon, *Maladies des femmes*. Paris, 1900. Obs. 101, p. 300.

quée d'une ovaro-salpingite gauche. Cette femme rachitique, dont le bassin était notablement rétréci, avait eu un accouchement difficile auparavant. Elle ne put se remettre, eut des métrorrhagies abondantes et continua à souffrir dans l'hypogastre.

A l'hôpital, je constate une métrite subaiguë et un empâtement dans le ligament large gauche, produit par une salpingite qui ne paraît pas suppurée. L'utérus est volumineux, sa consistance est moins ferme qu'à l'état normal.

La malade est préparée pour un curettage par l'introduction de tiges de laminaire.

Le 5 janvier 1899 : chloroformisation. En introduisant très doucement la sonde à double courant pour faire l'injection préalable de la solution de sublimé, je pénètre à une profondeur de neuf centimètres. Le curettage est ensuite fait avec une curette demi-mousse, manœuvrée avec précaution et douceur sur des parois qui ne paraissent pas avoir la résistance normale. L'injection terminale ne fut pas faite avec la solution de sublimé, me méfiant d'une absorption toxique dans un utérus agrandi, mais avec une solution de chlorure de zinc au 1/100. Pansement intra-utérin avec une mèche iodoformée.

Dans la journée, vomissements verdâtres, ballonnement du ventre, faciès grippé, pouls petit, extrêmement fréquent, refroidissement.

Mort à sept heures du soir avec tous les signes d'une péritonite subaiguë. L'autopsie n'a pu être faite, de sorte qu'il me reste un doute sur la véritable cause de la péritonite mortelle. Celle-ci a-t-elle été produite par la rupture d'un abcès salpingien ? Il me paraît plus probable qu'elle a été le résultat d'une déchirure de la paroi utérine soit par la sonde, soit par la curette. J'en conclus qu'il est dangereux de traiter par le curettage les métrites puerpérales lorsque l'utérus est volumineux et lorsque ses parois sont ramollies par une involution incomplète et par l'inflammation.

OBSERVATION XXVI (inédite, due à l'obligeance d'un de nos amis). — *Perforation de l'utérus au cours d'un curettage. Péritonite généralisée consécutive. mort*, Besançon, 1897.

Femme de 32 ans a accouché il y a 15 jours, d'un enfant bien portant venu à terme.

Depuis ce jour elle présente une température oscillant entre 37°5 et 38°5. On se décide à un curettage.

La malade est transportée dans la salle d'opération à 9 heures du matin. Le chef de clinique tient à opérer lui-même la malade, femme de son jardinier, qu'il soigne dès le début de l'affection.

Opération normale. En opérant, il fait remarquer aux étudiants qui assistent à l'opération qu'il agit avec douceur et leur rappelle la grande friabilité de l'utérus dans le post partum.

Lavage intra-utérin consécutif dont le liquide ressort en totalité, pas de cautérisation. Tamponnement à la gaze iodoformée. Au bout d'une demi-heure, la malade est transportée dans son lit.

A aucun moment l'utérus n'a semblé être perforé, et l'opérateur n'a pas montré la moindre frayeur.

La malade se réveille du sommeil chloroformique quelques instants après, et dit ressentir une vive douleur dans le bas-ventre.

11 heures : Les douleurs persistant, on s'occupe de la malade et on prend sa température, elle est de 39°.

A ce moment la malade a quelques vomissements, le pouls est petit, précipité, et la douleur du bas-ventre parait généralisée à tout l'abdomen.

4 heures du soir : 40° de température, facies grippé, nez effilé, délire qui se continue sans interruption.

A 7 heures, extrémités glacées, ventre ballonné, la malade complètement affaissée, pousse simplement un petit cri plaintif. Pouls incomptable.

Dès le début on a prescrit de la glace sur le ventre, et un Todd, frictions chaudes.

L'état ne fait qu'empirer et le matin à 2 heures la malade succombe.

Autopsie : Abondant liquide séro-sanguinolent dans le péritoine. Intestin rouge vif, gaz dans l'intestin distendu.

De l'abdomen on aperçoit la gaze iodoformée qui fait saillie à travers la perforation de l'utérus (un centimètre).

L'utérus présente à son sommet vers le milieu une perforation très nette de la dimension d'une pièce de cinquante centimes, dimension à peu près comparable à la curette employée.

Observation XXVII (inédite, due à l'obligeance de M. Mauclaire.) — *Septicémie péritonéale foudroyante consécutive à une perforation utérine au cours du curettage.*

Une jeune fille d'une vingtaine d'années, fait en ville une fausse couche de trois mois le 1er février 1902. A la suite de cette fausse couche, elle présente de nombreuses pertes blanches avec douleurs abdominales et elle se décide à venir à Lariboisière pour y subir un curettage utérin.

Celui-ci est fait le 20 février par l'interne de service. Au début de l'opération la petite curette allongée s'enfonce profondément sans que l'on ait eu la sensation d'avoir vaincu une résistance quelconque. L'opération est arrêtée et l'on met une mèche intra-utérine.

Le soir même à 5 heures la malade tomba dans le collapsus ; le ventre est légèrement ballonné, vomissements, refroidissement des extrémités, la température qui jusque-là était normale tombe à 36°5, le poul est petit, filiforme.

L'utérus parait peu augmenté de volume. Rien de particulier dans les culs-de-sac vaginaux. Injection immédiate de sérum artificiel sous la peau.

M. Mauclaire, chirurgien de garde, appelé pour examiner la malade pense que le drainage du péritoine est la seule chance de salut.

L'opération est faite très rapidement. Sitôt l'abdomen ouvert on note un épanchement de liquide louche séro-purulent dans tout le bassin. La quantité de liquide trouvé égale un litre environ. A l'angle droit du corps utérin on voit une ecchymose sous-péritonéale de la largeur d'une pièce de cinquante centimes. Les lésions des trompes utérines sont assez légères, il n'existe pas de poches salpingiennes qui auraient pu être rompues en abaissant l'utérus, au début du curettage. Nombreuses adhérences rétro-utérines dans le Douglas. On complète l'intervention par l'amputation supra-vaginale de l'utérus, l'ablation des trompes et l'on fait un vaste drainage abdomino-vaginal.

La malade succombe douze heures après l'intervention.

Autopsie : l'examen de la pièce montre que l'utérus est normal comme volume, mais sa consistance est un peu molle.

La cavité utérine est normale. Au niveau de la suffusion sanguine de la corne droite, on ne voit pas de trace apparente de la perforation. En examinant la corne utérine, par la cavité du corps, on trouve au sommet de l'angle un petit foyer de suppuration caséiforme avec amincissement de la paroi utérine. Un stylet introduit à ce niveau sort par le centre de la suffusion sanguine.

Les trompes augmentées de volume présentent des lésions de salpingite interstitielle. Elles ne peuvent pas être cathétérisées même par le stylet le plus fin.

L'opération est faite très rapidement. [illegible] rapidement le liquide [illegible] la quantité de liquide trouvée [illegible]. A l'ouverture du corps [illegible] de la largeur d'une [illegible] continue. Les lésions des [illegible] sont assez légères. Il n'existe pas de poches [illegible] qui auraient pu être [illegible] l'utérus, au début du curettage. [illegible] dans le [illegible]. [illegible] la suture sous-vaginale de l'utérus [illegible] et l'on fait un drainage [illegible].

[illegible]

CONCLUSIONS

I. Au cours de l'hystérectomie, surtout au cours du curettage, si l'on a constaté des perforations utérines bénignes, il existe aussi des perforations graves. Ce sont :

a) Les perforations s'accompagnant d'injection intra-péritonéale de liquide toxique, le plus souvent de sublimé ;

b) Les perforations s'accompagnant d'une plaie notable à travers laquelle va s'engager et s'étrangler l'intestin qui parfois au cours du curettage a pu être lésé ;

c) La troisième complication est créée par l'infection péritonéale qui peut suivre la perforation. Si elle est quelquefois localisée, la péritonite peut aussi être généralisée et rapidement mortelle.

II. Contre les larges plaies utérines avec lésion possible de l'intestin, la laparotomie extemporanée a paru donner de bons résultats.

III. Contre l'injection intra-péritonéale de sublimé

la rapidité des accidents paraît indiquer l'hystérectomie non différée, qui a donné deux succès dans deux cas où elle a été employée.

Il y aurait lieu pourtant d'essayer la laparotomie, moyen tout aussi efficace et moins aveugle.

IV. Dans les cas ordinaires de perforation, surtout s'il s'agit d'utérus post partum infecté, si la perforation est certaine ou très probable, la laparotomie exploratrice s'impose.

V. Si l'on constate des lésions péritonéales on fera le drainage préventif de l'infection péritonéale, ou l'hystérectomie supra-vaginale avec drainage abdomino-vaginal si l'infection péritonéale est déjà avancée.

VI. L'expectation pure et simple nous paraît être dangereuse.

VII. L'hystérectomie vaginale d'emblée paraît devoir être rejetée, elle peut en effet faire enlever un utérus sans perforation.

www.ingramcontent.com/pod-product-compliance
Ingram Content Group UK Ltd.
Pitfield, Milton Keynes, MK11 3LW, UK
UKHW021036230726
13926UKWH00004B/1512

9 782013 583206